主　编：杨忠奇

副主编：廖慧丽　刘健红　凌　燕

编　委（按照姓氏笔画排序）：

万贤明　王家赐　韦继政　龙文杰

刘东华　刘志英　李新梅　何星灵

罗克勤　洪　榆　董晓明　廖荣鑫

缪晓璐

老年常见病中医诊疗方案

主　编：杨忠奇
副主编：廖慧丽　刘健红
　　　　凌　燕

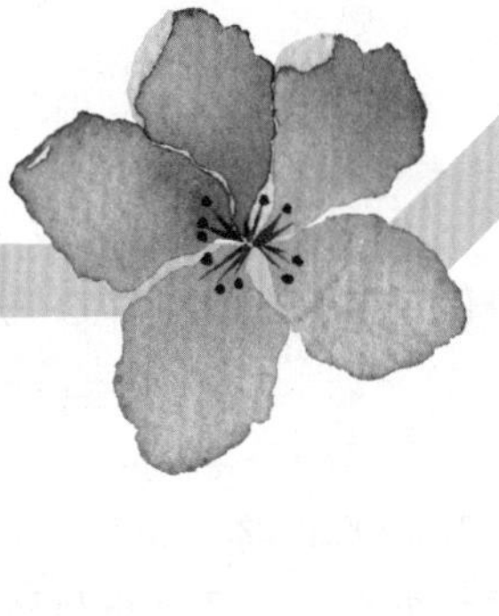

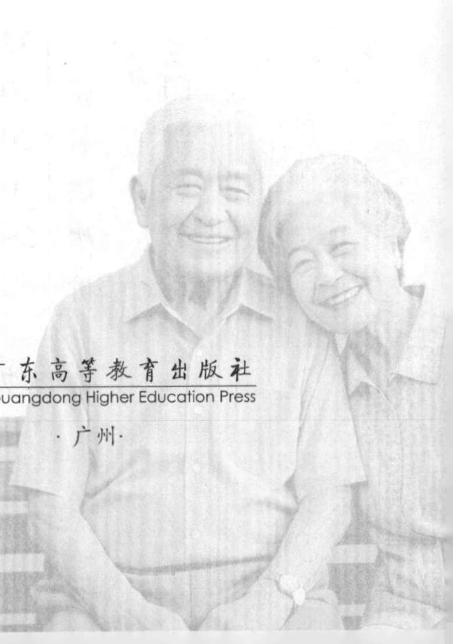

广东高等教育出版社
Guangdong Higher Education Press
·广州·

图书在版编目（CIP）数据

老年常见病中医诊疗方案/杨忠奇主编. --广州：广东高等教育出版社，2025.8. --ISBN 978-7-5361-7917-2

Ⅰ. R259.92

中国国家版本馆 CIP 数据核字第 2025WP5724 号

LAONIAN CHANGJIANBING ZHONGYI ZHENLIAO FANG'AN

出版发行	广东高等教育出版社 地址：广州市天河区林和西横路 邮编：510500　营销电话：（020）87554153 http://www.gdgjs.com.cn
印　　刷	东莞市雅达彩印有限公司
开　　本	787 毫米×1 092 毫米　1/16
印　　张	10.5
字　　数	205 千
版　　次	2025 年 8 月第 1 版
印　　次	2025 年 8 月第 1 次印刷
定　　价	68.00 元

序　言

随着我国社会老龄化加快，老年人口不断增加，老年健康问题日益突出，成为社会和医疗领域亟需关注的重要课题。老年人生理功能衰退、基础疾病多、多病共存使医疗需求复杂多样，这对医疗服务体系提出了更高要求。近年来，老年医学作为综合性学科在我国迅速发展，老年常见疾病的诊疗理论和实践不断完善。然而老年疾病诊治面临诸多挑战，老年患者体质虚弱、起病隐匿、病情进展迅速且合并症多，需精准辨析，综合诊疗。

中医学以整体观和辨证论治为核心，历经千年传承，积累了丰富的老年病防治经验。中医注重身心同调、阴阳平衡，能够针对老年多病共存、虚实夹杂等复杂情况，因人制宜、灵活施治，展现出独特优势。近年来，中医药在老年常见疾病诊疗、慢病管理和康复调养中作用日益突出，成为推动老年健康事业发展的重要力量。

广州中医药大学第一附属医院老年病科是国家中医特色重点专科，具有深厚的学术底蕴；同时作为广东省中医老年病质控中心组长单位，肩负着全省中医老年病医疗质控的组织、指导与协调职责。为提升中医老年病诊疗水平，广州中医药大学第一附属医院联合广东省中医院、深圳市罗湖区中医院、东莞市中医院、中山市中医院、佛山市中医院、广州医科大学附属中医医院、南方医科大学中西医结合医院、江门市五邑中医院、广东省第二中医院老年医学专家共同编撰本书，对老年常见疾病的中医诊疗方案进行了系统梳理和规范。

本书内容涵盖老年常见疾病如老年心衰病、老年眩晕、老年胸痹心痛、老年喘证、老年颤病、老年痴呆、老年胃痛、老年消渴等的概述、源流、病因病机、辨证要点、诊断及病情评估方法、常见共病评估方法、中医证治、中医预防、中医康复和中医护理。全书紧密结合临床实际，突出中医药特色，以提高中医临床诊疗服务能力为目标，主要服务于各级医疗机构老年医学医护人员，为一线临床工作提供科学、规范、实用的诊疗参考，提升中医老年病诊疗水平。

杏林薪火，守正创新。编者们秉承“泽被苍生”的医者初心，致力于将中医药的宝贵经验和现代医学理念相融合，为老年患者的健康保驾护航。愿本书能够为提升我国中医老年病诊疗水平做出积极贡献，为广大老年患者带来健康与福祉。

2025 年 7 月 3 日

目 录

老年心衰病中医诊疗方案 …… 1
一、概述 …… 1
二、源流 …… 2
三、病因病机 …… 3
四、辨证要点 …… 4
五、诊断及病情评估方法 …… 4
六、常见共病评估方法 …… 5
七、中医证治 …… 6
八、中医预防 …… 8
九、中医康复 …… 9
十、中医护理 …… 10
老年眩晕中医诊疗方案 …… 12
一、概述 …… 12
二、源流 …… 12
三、病因病机 …… 13
四、辨证要点 …… 15
五、诊断及病情评估方法 …… 15
六、常见共病评估方法 …… 20
七、中医证治 …… 21

八、中医预防 …………………………………………………………… 24
九、中医康复 …………………………………………………………… 24
十、中医护理 …………………………………………………………… 25
老年胸痹心痛中医诊疗方案 ………………………………………… 27
一、概述 ………………………………………………………………… 27
二、源流 ………………………………………………………………… 27
三、病因病机 …………………………………………………………… 28
四、辨证要点 …………………………………………………………… 29
五、诊断及病情评估方法 ……………………………………………… 30
六、常见共病评估方法 ………………………………………………… 32
七、中医证治 …………………………………………………………… 35
八、中医预防 …………………………………………………………… 37
九、中医康复 …………………………………………………………… 38
十、中医护理 …………………………………………………………… 39
老年喘证中医诊疗方案 ……………………………………………… 41
一、概述 ………………………………………………………………… 41
二、源流 ………………………………………………………………… 42
三、病因病机 …………………………………………………………… 42
四、辨证要点 …………………………………………………………… 43
五、诊断及病情评估办法 ……………………………………………… 44
六、常见共病评估方法 ………………………………………………… 46
七、中医证治 …………………………………………………………… 47
八、中医预防 …………………………………………………………… 49
九、中医康复 …………………………………………………………… 50
十、中医护理 …………………………………………………………… 50

老年颤病（帕金森病）中医诊疗方案 …… 52
一、概述 …… 52
二、源流 …… 52
三、病因病机 …… 53
四、辨证要点 …… 53
五、诊断及病情评估手段 …… 53
六、常见共病评估方法 …… 54
七、中医证治 …… 54
八、中医预防 …… 56
九、中医康复 …… 56
十、中医护理 …… 58
老年痴呆中医诊疗方案 …… 59
一、概述 …… 59
二、源流 …… 59
三、病因病机 …… 60
四、辨证要点 …… 60
五、诊断及病情评估手段 …… 60
六、常见共病评估方法 …… 61
七、中医证治 …… 62
八、中医预防 …… 64
九、中医康复 …… 65
十、中医护理 …… 66
老年胃痛中医诊疗方案 …… 68
一、概述 …… 68
二、源流 …… 68

三、病因病机及特点 …… 69
四、辨证要点 …… 71
五、诊断及病情评估方法 …… 71
六、常见共病评估方法 …… 72
七、中医证治 …… 73
八、中医预防 …… 77
九、中医康复 …… 78
十、中医护理 …… 79
老年消渴中医诊疗方案 …… 81
一、概述 …… 81
二、源流 …… 81
三、病因病机 …… 82
四、辨证要点 …… 83
五、诊断及病情评估方法 …… 84
六、常见共病评估方法 …… 86
七、中医证治 …… 88
八、中医预防 …… 90
九、中医康复 …… 91
十、中医护理 …… 92
老年咳嗽中医诊疗方案 …… 95
一、概述 …… 95
二、源流 …… 96
三、病因病机 …… 97
四、辨证要点 …… 98
五、诊断及病情评估方法 …… 99
六、常见共病评估方法 …… 100

七、中医证治 …… 100
八、中医预防 …… 105
九、中医康复 …… 105
十、中医护理 …… 107
老年便秘中医诊疗方案 …… 112
一、概述 …… 112
二、源流 …… 113
三、病因病机 …… 113
四、辨证要点 …… 113
五、诊断及病情评估方法 …… 114
六、常见共病评估方法 …… 114
七、中医证治 …… 115
八、中医预防 …… 117
九、中医特色疗法 …… 118
十、中医护理 …… 118
老年不寐中医诊疗方案 …… 121
一、概述 …… 121
二、源流 …… 122
三、病因病机 …… 123
四、辨证要点 …… 124
五、诊断及病情评估方法 …… 124
六、常见共病评估方法 …… 125
七、中医证治 …… 125
八、中医预防 …… 128
九、中医康复 …… 130
十、中医护理 …… 132

老年郁病中医诊疗方案 …………………………………………………… 134
一、概述 …………………………………………………………………… 134
二、源流 …………………………………………………………………… 134
三、病因病机 ……………………………………………………………… 135
四、辨证要点 ……………………………………………………………… 137
五、诊断及病情评估方法 ………………………………………………… 137
六、常见共病评估方法 …………………………………………………… 138
七、中医证治 ……………………………………………………………… 138
八、中医预防 ……………………………………………………………… 140
九、中医康复 ……………………………………………………………… 141
十、中医护理 ……………………………………………………………… 142
老年中风（脑梗死）中医诊疗方案 ……………………………………… 144
一、概述 …………………………………………………………………… 144
二、源流 …………………………………………………………………… 144
三、病因病机 ……………………………………………………………… 145
四、辨证要点 ……………………………………………………………… 146
五、诊断及病情评估方法 ………………………………………………… 147
六、常见共病评估方法 …………………………………………………… 148
七、中医证治 ……………………………………………………………… 149
八、中医预防 ……………………………………………………………… 154
九、中医康复 ……………………………………………………………… 154
十、中医护理 ……………………………………………………………… 156

老年心衰病中医诊疗方案

一、概述

充血性心力衰竭（CHF，以下简称心衰）是指各种原因造成心脏结构和（或）功能异常改变，导致心室射血和（或）充盈功能障碍，从而引起以疲乏无力、呼吸困难和液体潴留（肺瘀血、体循环瘀血及外周水肿）为主要表现的一组复杂的临床综合征。慢性心力衰竭（以下简称慢性心衰）是指持续存在的心衰状态，可稳定、恶化或出现失代偿。老年慢性心衰患者较中青年人群更多因心功能反复恶化或急性失代偿而入院治疗，从而加速心衰进程[1]。据估计，全球超过6 430万人正在遭受心衰带来的危害[2]。流行病学资料表明，我国的心衰患病率为0.9%，约450万人患有心衰疾病，城市患病率（1.1%）高于农村患病率（0.8%），北方患病率（1.4%）高于南方患病率（0.5%），并且发病率和患病率与年龄增长呈正相关[2]。据报道，在美国，2012年用于治疗心衰疾病的费用高达200多亿美元，这个费用预计20年后将增加至530多亿美元[3]。我国人口老龄化趋势加剧，且心血管病及其危险因素仍在增加，预计未来老年人心衰患病率将继续攀升。

反复心衰发作会导致患者活动耐力下降、反复住院，严重影响生活质量，是老年人死亡的主要原因。近年来，心衰治疗领域取得较大进展，但人口结构老龄化，老年患者患病率、死亡率和再住院率仍居高不下，极大地加重了全球医疗负担。由于老年患者具有存在多种心血管疾病危险因素、多病共存、伴有多种综合征、多重用药及机体功能自然衰退等特点，其在临床中的诊断、治疗、康复与长期管理与其他人群不同。如何在现代医学的基础上进一步改善老年患者的生存质量和远期预后是目前亟须解决的临床问题。

中医药治疗心衰已有2 000多年的历史，历代医家在临床实践中积累了大量经验。近年来，现代中医学者提出“心衰病”这一病名，并逐渐形成了较为成熟的诊疗体系。越来越多临床研究表明，在西医常规治疗的基础上联用中医药治疗心衰的疗效显著，尤其在改善临床症状、提高生存质量、增加活动耐量等方面具有独特优势。

二、源流

在古代中医文献中，“心痹”“心咳”“心水”“心胀”“心脏衰弱”“心衰”等病名与现代医学的心衰有关。

中医对心衰的最早描述见于《黄帝内经》（以下简称《内经》），如《素问·痹论篇》：“脉痹不已，复感于邪，内舍于心……心痹者，脉不通，烦则心下鼓，暴上气而喘，嗌干善噫，厥气上则恐。”《素问·痹论篇》及《素问·五脏生成篇》均指出由脉痹发展而成的心痹病，常有心烦、心悸、脉涩等表现，且可出现“暴上气而喘”，都与心衰的病因及常见症状十分相似。

“心咳”之称亦始见于《内经》，《素问·咳论篇》：“心咳之状，咳则心痛，喉中介介如梗状，甚则咽肿喉痹。”“心咳不已，则小肠受之，小肠咳状，咳而失气，气与咳俱失……久咳不已，则三焦受之，三焦咳状，咳而腹满，不欲食饮，此皆聚于胃，关于肺，使人多涕唾而面浮肿气逆也。”“心咳”症状类似急性心梗症状，晚期可见心痛、腹满、纳差、水肿诸症，近于右心衰竭。后世《诸病源候论》《备急千金要方》《外台秘要》《普济方》皆有相似论述。

汉代张仲景进一步提出与心衰有关的“心水”病概念。《金匮要略·水气病脉证并治》：“心水者，其身重而少气，不得卧，烦而躁，其人阴肿。”“心水”表现为身重而少气、喘咳不得卧、身重肢肿、水溢肌肤以下身为甚等症状，与心衰的临床特征相符。

“心胀”之说见于《灵枢·胀论》：“夫心胀者，烦心短气，卧不安。”《华佗神方》《千金方》亦有论述。中医命名最接近现代心衰的是张锡纯所说的“心脏麻痹”。张氏认为，心脏麻痹是伤寒温病延治，或心阳薄弱、寒饮凌心，或传染之毒菌充塞所引起的心脏麻痹，脉象细而无力，或脉搏更甚迟[4]。

中华人民共和国成立以来，一些中医医家为规范中医心衰病名做了初步的尝试，一般把它归纳于“心悸”“喘证”“痰饮”“水肿”“心水”“心病”“悸—喘—肿三联征”等十多种疾病范畴，造成概念不清，诊断混乱，不利于中医心衰的规范化研究。

广州中医药大学第一附属医院慢性心衰研究团队提出将“心衰病”作为慢性心衰的中医病名，原因有以下三点。其一，中医古籍中就有“心衰”这个常用词，具有中医特色，只需赋予新的定义，易为人们所接受。其二，符合中医规范的命名习惯——病位加病机。“心衰”的病位在心脏，病机以虚衰为主。其三，与西医学病名相符，易于被西医接受，有利于中西医学的交流。此学术见解后被《实用中医内科学》（第2版）[5]引用。因此，《中医内科疾病名称规范研究》[6]中以“心衰”为正名，认为“心衰”概念与习惯理解的“心力衰竭”大体一致。

三、病因病机

老年心衰多因年老久病，饮食不节，情志失调，劳逸失度等导致气血阴阳虚衰，脏腑功能失调，心失所养，心血不运，血瘀、痰浊、水饮停阻。

（一）病因

1. 年老久病

年老体虚，或久患心悸、心痹、胸痹、真心痛、肺胀、眩晕、消渴等病，使肾之元阴、元阳亏耗，阴虚则不能充养心脉，阳虚则不能鼓舞心阳，心血失运，发为心衰。

2. 饮食不节

恣食肥甘厚味，过饮过食或饥饱无常，日久脾胃受损，运化失司，聚湿生痰，痰浊上犯于心，遏阻气血运行而发心衰。

3. 情志失调

忧郁思虑，耗伤心脾，则气血亏虚；恼怒伤肝，气机郁结，则血行不畅，心之营运失常，发为心衰。

4. 劳逸失度

体劳过度，损伤心气，推动无力；过逸少动，心气内虚，血运瘀滞，心阳受遏，发为心衰。

（二）病机

心衰病病位在心，涉及肺、脾、肾、肝诸脏，是本虚标实之证。广州中医药大学第一附属医院慢性心衰研究团队经过多年的临床经验及实验总结，提出慢性心衰的主要证候为“气虚”“血瘀”和“水停”等，最后出现心阴虚和心阳虚，气虚血瘀水停为慢性心衰的总病机，气虚贯穿整个慢性心衰发病过程，其后病情发展分别出现阴虚和阳虚之情况，具体分为气阴虚血瘀水停和气阳虚血瘀水停两类病机[7-12]。

老年心衰病病性为本虚标实，虚实夹杂，五脏同病，多脏虚损，较普通成人心衰更为复杂。老年心衰病标实为瘀血、痰饮、水饮停积，在脏腑亏虚的基础上产生邪实，血脉瘀阻，水饮内停而发心衰，在病理过程中往往互为因果。本虚早期多为心气虚或心肺气虚，继则发展出现气阳亏虚、气阴亏虚，病情进展较普通心衰更易导致心阴枯竭，心阳虚脱，阴阳两虚，甚至阳气外脱。

四、辨证要点

（一）辨标本虚实

老年心衰辨证首当辨别虚实，明察标本。本虚以心气虚为主，表现为气阳亏虚或气阴亏虚，关联肺、脾、肾、肝的功能失调，病变多由阴阳气血亏虚，发展到阴阳两虚；标实为瘀血、痰饮、水饮停积，在脏腑亏虚的基础上产生邪实，为气、血、水之病变，主要涉及虚、瘀、痰、饮四端，从而导致血脉瘀阻，水饮内停而发心衰，在病理过程中往往互为因果。

（二）辨轻重缓急

老年心衰患者的病情有轻重缓急之分。初起病在心肺，多为心肺气虚，症见心悸、咳嗽、气促、气短乏力，此病情尚轻；久病则累积脾肾，以心脾肾阳虚为主，症见心悸、气促、尿少、浮肿，喘促不得卧，动则尤甚，此病情较重；若症见喘促汗出，四肢厥冷，面青唇紫，脉微欲绝，则属阳气欲脱，此病情危重。

五、诊断及病情评估方法

老年心衰强调使用无创手段进行诊断及病情评估。

（一）NYHA 心功能分级

1928 年纽约心脏病协会（NYHA）提出 NYHA 心功能分级，几经更新，逐步完善，临床上沿用至今。

（1）Ⅰ级患者有心脏病，但体力活动不受限制。一般体力活动不会引起过度疲劳、心悸、气喘或心绞痛。

（2）Ⅱ级患者有心脏病，以致体力活动轻度受限制。休息时无症状，一般体力活动会引起过度疲劳、心悸、气喘或心绞痛。

（3）Ⅲ级患者有心脏病，以致体力活动明显受限制。休息时无症状，但小于一般体力活动即可引起过度疲劳、心悸、气喘或心绞痛。

（4）Ⅳ级患者有心脏病，休息时也有心功能不全或心绞痛的症状，不能进行任何体力活动。

（二）6分钟步行试验[1]

对于老年心衰患者，可用6分钟步行试验（Six-Minute Walk Test，6MWT）对心衰进行危险分层评估。

（1）程度：6MWT小于150 m为重度心衰，150～450 m为中度心衰，大于450 m为轻度心衰。

（2）预后：6MWT小于300 m提示心衰预后不良。

（3）用于老年射血分数保留心衰（HFpEF）诊断不能确定时的辅助诊断方法。

（4）评估运动康复干预的效果。

（三）心脏彩超

心衰患者均应行超声心动图（UCG）检查。UCG提供心脏形态、结构和功能信息，对心衰病因诊断、容量状态和预后判断有重要价值；左心室射血分数（LVEF）是诊断射血分数降低性心衰（HFrEF）、射血分数降低中间值心衰（HFmrEF）和HFpEF的重要依据。

（四）生物标志物

利钠肽（NPs）对排除老年心衰有重要价值。从30～40岁开始，肾小球滤过率（GFR）随年龄增长逐渐下降，65～70岁下降更明显，GFR平均每年下降0.96 mL/min或每10年下降10 mL/min。因此，无心衰的老年人NPs水平升高，而75岁及以上无心衰的老年人，血浆NPs浓度可升高2～3倍。NPs诊断心衰界限值仅在中青年得到验证，在老年人中应个体化评估。血浆NPs正常，心衰可能性小，但不能排除。

六、常见共病评估方法

建议在诊断老年心衰的同时应完成包括老年综合评估在内的内容，以更好地个体化管理老年心衰。常见老年综合征及其评估参考《老年人慢性心力衰竭诊治中国专家共识》[1]，简述如下。

（一）老年人生活能力评估

老年人生活能力评估包括基本日常生活活动能力（BADL）和工具性日常生活活动能力（IADL）。BADL 临床最常用的评估方法是巴氏（Barthel）指数，而 IADL 多采用工具性日常生活活动能力量表（Lawton IADLs）。

（二）衰弱

衰弱常用评估工具是 Fried 标准，包括 5 项内容，符合 5 项内容的 3 项及以上即为衰弱，符合 1 项或 2 项表现的为衰弱前期。

（三）痴呆与认知障碍

痴呆与认知障碍推荐认知障碍评估工具如下。

（1）简易精神状态量表（MMSE）。

（2）简易认知评估量表（Mini－Cog）测试，其优点是简单快速。

（四）抑郁

抑郁推荐应用老年抑郁量表（GDS）。

（五）营养不良

老年心衰住院患者均应进行营养风险评估，评估工具可用老年简易营养评价法（MNA－SF）、营养风险筛查 2002（NRS2002）等。

（六）多重用药

对老年心衰患者要定期复审调整用药情况，避免潜在不合理药物，参照比尔斯（Beers）标准第 3 版。

七、中医证治

为简化证型，便于临床推广，老年心衰病辨证分型参考《慢性心力衰竭中医诊疗指南（2022 年）》[7]，结合老年人生理特点分为三型。

（一）气阴虚血瘀水停证

主症：气短/喘息、乏力、心悸、面浮肢肿。

次症：口燥咽干，两颧泛红，自汗，五心烦热，失眠多梦，咳嗽咯痰，胸腹满胀，小便不利。

舌脉：舌质红，舌体瘦，少苔/无苔/剥苔或有裂纹少苔，舌质暗红或紫暗（或有瘀斑、瘀点或舌下脉络迂曲青紫），脉沉细、虚数或涩、结代。

治法：益气养阴，活血通脉。

处方：生脉散合血府逐瘀汤加减。党参、麦冬、五味子、黄芪、黄精、玉竹、桃仁、红花、柴胡、当归、川芎、赤芍、车前子、冬瓜皮。此外，边条红参、西洋参、田七，另炖。

备选方：生脉散加减。太子参、党参、黄精、五味子、麦冬、川芎、丹参、土鳖虫、猪苓、益母草、楮实子，水煎服。

中成药：芪参益气滴丸、生脉胶囊、参麦注射液。

外治法：针刺取内关、间使、少府、郄门、曲泽、心俞、关元、气海、血海、归来等穴。心脾两虚、肺气不降加中脘、天枢、气海、足三里、膻中。耳穴取心、皮质下、神门、内分泌、交感穴。风心病者，加肾上腺风湿线；水肿重者，加肾、脾；胸闷、喘息者，加肺、胸。每次取3~5穴。

贴敷：取神阙、涌泉穴。药物制备：商陆100 g，冰片1 g，将商陆研成细末，每次取药末3~5 g，加葱白1茎，捣融成膏，再加凉开水适量，调成糊状，并将冰片研细备用。先取冰片0.1 g放于穴上，再将调好的药糊敷在上面，覆盖纱布，胶布固定。每日换药1次，7日为1疗程。

（二）气阳虚血瘀水停证

主症：气短/喘息、乏力、心悸、面浮肢肿。

次症：倦怠懒言，畏寒喜温，肢冷，汗出湿冷，面色口唇苍白或紫暗，咳嗽咯痰，胸腹满胀，小便不利。

舌脉：舌质暗淡或绛紫，舌体胖大，或有齿痕，苔白腻，脉沉细或涩、结代、无力。

治法：益气温阳，活血化饮。

处方：参附汤合丹参饮、苓桂术甘汤加味。党参、制附子、茯苓、白术、桂枝、丹参、降香、赤芍、益母草、葶苈子、砂仁、大腹皮、大枣、车前子、泽泻、猪苓，水煎服。红参另炖。

备选方：保元汤合苓桂术甘汤或真武汤加减。

中成药：芪苈强心胶囊、心宝丸、参附注射液。

外治法：针刺取内关、心俞、足三里、膻中、神阙、关元、肾俞、神门、肺俞、血海、厥阴俞、中脘、气海、郄门等穴。阳虚水泛、上凌心肺者加水分，中极透曲骨。耳针取穴同前。

贴敷：取神阙、涌泉穴。药物制备商陆50 g，附子50 g研末，每次取药末 5 ~ 10 g，加葱白 1 茎，捣融成膏，再加凉开水适量，调成糊状，敷在穴上，覆盖纱布，胶布固定。每日换药 1 次，7 日为 1 疗程。

（三）阴竭阳脱证

主症：心悸，喘憋不得卧，呼吸气促，张口抬肩。

次症：烦躁不安，大汗淋漓，四肢厥冷，颜面紫绀，唇甲青紫，尿少或无尿。

舌脉：舌质淡，胖而紫，脉沉细欲绝或脉浮大无根。

治法：益气回阳固脱。

处方：四逆加人参汤。人参、熟附子、炙甘草、干姜。阴竭者，加山茱萸、麦冬敛阴固脱；如喘甚，为肾不纳气，加五味子、蛤蚧；兼见冷汗淋漓，为阳气外脱，加龙骨、牡蛎。

备选方：参附龙牡汤化裁。兼见四肢厥冷，脉细微而迟，用麻黄附子细辛汤加人参、黄芪。

中成药：参附注射液。

阴阳两虚证是心脏严重虚损的病证，往往虚极致脱，病情凶险，须配合西医迅速及时抢救。

八、中医预防

按照未病先防、既病防变和瘥后防复的原则制定。

（一）未病先防

心衰重在预防，首先是防线前移，养成良好的生活方式，预防患心系疾病；其次是积极治疗，以原发疾病表现为主，应根据原发疾病特点进行辨证论治，发挥中医治未病的特点，干预心衰的危险因素，防止心衰发生。如冠心病按照“胸痹心痛”辨证论治，高血压病按照“眩晕”辨证论治，糖尿病按照“消渴”辨证论治，心肌炎、心律失常按照“心悸”辨证论治，慢性肾功能衰竭按照“水肿”或“关格”辨证论治等。

（二）既病防变

此阶段仍以原发疾病为主，因已有结构性心脏病，部分患者会出现轻度心悸、气短、乏力，皆属于心气虚证候，故临床应在原发病辨治的基础上，结合补益心气法，以延缓心衰的发生与发展。补益心气可酌量选用桂枝甘草汤、保元汤加减。

（三）瘥后防复

对患者及家属施行健康教育，包括介绍与心衰病相关的基础知识、药物知识、症状监控、饮食运动指导及改善生活方式等。患者教育应贯穿心衰管理的全过程。同时，患者需加强自我监测与管理，特别是每日体重和尿量变化，合理限制钠盐摄入，提高药物依从性，减少不必要的非治疗性保健药物。

九、中医康复

患者应合理休息，适当减少活动。对重度心衰患者，应严格限制其下床活动，体位以半卧位为宜。轻中度患者可进行适当的康复性训练，鼓励并指导其进行不加重心衰的日常体力活动，以提高心脏代偿能力，改善生活质量。

（一）运动康复

根据个体状况，可选择太极拳系列功法、八段锦、舞蹈、体操等。运动强度推荐心率储备法，常用公式为运动靶心率 =（最大心率 - 静息心率）× 百分数 + 静息心率，百分数的设定从 40% 开始逐渐增加到 80%。运动时间和频率：目标水平分别为 20 ~ 60 分钟/次和≥5 次/周。

（二）膏方

可用回阳益心膏，选用药材巴戟天、淫羊藿、毛冬青和细辛，制成膏方，长期服用。

（三）药膳

可选择以下食疗方。

（1）生脉粥：人参（或西洋参）、五味子各 6 g，麦冬 20 g，粳米 50 g，文火熬粥，具益气养阴、补脾之效，对于气阴两虚的患者尤宜。

（2）龙眼洋参饮：龙眼 30 g，西洋 15 g，文火熬为饮料，具益气养阴之效，可四季作为饮料，用于心衰气阴的患者。

（3）人参胡桃粥：人参 15 g，胡桃仁 30 g，粳米 50 g，文火熬粥，具补气温肾、摄气纳气之功，适于肾虚不摄、动则气喘者。

（4）胡桃鲫鱼汤：胡桃仁 50 g，活鲫鱼 250 ~ 500 g，赤小豆 300 ~ 650 g，生姜（连皮）50 g，加水同煮，食肉喝汤，具补肾利水之功，用于慢性心衰、阳虚水泛的患者。

十、中医护理

（一）饮食调理

适宜低盐、低脂、清淡、易消化的食物，避免过咸，戒烟戒酒，忌膏粱厚味、暴饮暴食，应少食多餐；对水肿者，限制水和钠盐的摄入；忌食辛辣、醇酒、咖啡之品。

（二）情志调理

（1）重视情志护理，避免七情过极，避免情志刺激。

（2）加强疾病常识宣教，正确认识疾病，学会自我心理调节，避免焦虑、紧张、抑郁、恐惧等不良情绪，保持心情舒畅。

参考文献

[1] 中华医学会老年医学分会心血管疾病学组，《老年人慢性心力衰竭诊治中国专家共识》编写组. 老年人慢性心力衰竭诊治中国专家共识（2021）[J]. 中华老年医学杂志，2021，40（5）：550－561.

[2] 王宙，周琳，刘洋，等. 慢性心力衰竭的流行病学研究现状及其防治研究进展 [J]. 中国循证心血管医学杂志，2019，11（8）：1022－1024.

[3] ZIAEIAN B，FONAROW G C. Epidemiology and aetiology of heart failure [J]. Nature reviews. Cardiology，2016，13（6）：368－378.

[4] 张锡纯. 医学衷中参西录 [M]. 王云凯，李彬之，韩煜，重校. 石家庄：河北科学技术出版社，2002.

[5] 王永炎，严世芸. 实用中医内科学 [M]. 2 版. 上海：上海科学技术出版社，2009.

[6] 中华中医药学会内科分会内科疾病名称规范研究组. 中医内科疾病名称规范研究 [M]. 北京：中医古籍出版社，2003.

[7] 中华中医药学会慢性心力衰竭中医诊疗指南项目组. 慢性心力衰竭中医诊疗指南（2022 年）[J]. 中医杂志，2023，64（7）：743－756.

[8] 叶桃春，吴伟，周小雄，等. 心阴片治疗气阴虚血瘀水停型慢性心力衰竭患者的疗效观察 [J]. 广州中医药大学学报，2018，35（6）：

971 –976.

[9] 江佳林，陈梓欣，董鑫，等. 益气活血法通过改善线粒体能量途径减轻缺血再灌注致心衰小鼠心肌纤维化［J］. 中华中医药杂志，2021，36（7）：3967 –3971.

[10] 刘惠，王陵军，王俊岩，等. 心阴片对慢性心力衰竭模型小鼠线粒体能量代谢的影响［J］. 中医杂志，2021，62（12）：1073 –1079.

[11] 王俊岩，王陵军，梁碧容，等. 基于"水火相济"理论探讨慢性心力衰竭对肾功能和肾脏纤维的影响及益气温阳活血利水法的干预研究［J］. 中华中医药学刊，2020，38（8）：162 –166，277 –278.

[12] 慢性心力衰竭心脏康复中国专家共识［J］. 中华内科杂志，2020，59（12）：942 –952.

老年眩晕中医诊疗方案

一、概述

眩晕是以目眩与头晕为主要表现的病证。目眩是指眼花或眼前发黑，头晕是指感觉自身或外界景物旋转。二者常同时出现，故被统称为眩晕。轻者闭目即止，重者如坐车船，旋转不定，不能站立，或伴有恶心、呕吐、汗出，甚则仆倒等症状。眩晕是老年人常见的临床表现，多种疾病均可以表现为眩晕。高血压是常见的导致老年人眩晕的疾病，老年人群高血压患病率超过50%，而在80岁及以上的高龄人群中，高血压的患病率接近90%，其他病因包括前庭系统疾病、非前庭系统疾病或共病，老年人眩晕、前庭性眩晕和非前庭性眩晕的发病率分别为36.2%、10.0%和14.2%[1]。前庭神经炎、耳石症、脑血管病都可引起眩晕，而老年人常合并的多种慢性疾病，如视力和听力障碍、平衡障碍、直立性低血压、心脏疾病、不同程度认知障碍、焦虑抑郁障碍、睡眠障碍，以及多重用药等多因素叠加的结果也会引起老年人眩晕。

越来越多临床研究表明，在西医常规治疗基础上联用中医药治疗眩晕，在改善临床症状、提高生存质量、减少药物并发症等方面具有独特优势。高血压病以眩晕为主要表现者，或其他疾病引起眩晕者均可参考中医眩晕病辨证论治。为便于中医老年医学工作者的临床实践应用，我们撰写了老年眩晕中医诊疗方案，以规范中医药在老年眩晕病治疗中的合理应用，更好地指导临床诊疗工作。

二、源流

“眩”一词最早出自《内经》。《素问·至真要大论篇》认为“诸风掉眩，皆属于肝”，《灵枢·口问》认为“上气不足，脑为之不满，耳为之苦鸣，头为之苦倾，目为之眩”。眩晕最早见于《黄帝内经》，称之为“眩冒”，南宋严用和《济生方》最早把“眩晕”作为本病名记载：“所谓眩晕者，眼花屋转，起则眩倒是也。”汉代张仲景虽未立眩晕专篇，但在其著作中多处对眩晕进行了阐述，如《伤寒论》中有“少阳之为病，口苦、咽干、目眩也”；《金匮要略·痰饮咳嗽病脉证并治》中有“卒呕吐，心下痞，膈间有水，眩悸者……”等。后世医家在此基础上不断有所补充与发挥，《千金翼方》中专立“风眩”门，《全生指迷方》中述及眩晕有“发则欲呕，心下温温”，“目瞑不能开”等症，宋代严用和首提“眩晕”之名，《重订严氏济生方·眩晕门》指出“眩晕者……六淫外感，七情内伤，皆能导致”，“所谓眩晕者，眼花屋转，起则眩倒是也”，“目眩运转，如在舟车之上”。金朝成无己《伤寒明理论·头眩第十三》：“眩也、运也、冒也，三者形俱相近，有谓之眩运者，有谓之眩冒者。运为运转之运，世谓之头旋者是矣。”宋代陈言《三因极一病证方论·眩晕证治》：“方书所谓头面风者，即眩晕是也。”这是“眩晕”作为病名始正式见于中医典籍。

三、病因病机

（一）病因

1. 年老肾虚

肾为先天之本，主藏精生髓，脑为髓之海。若年高肾精亏虚，不能生髓，无以充养于脑；或房事不节，阴精亏耗过甚；或体虚多病，损伤肾精肾气，均可导致肾精亏耗，髓海不足，而发眩晕。如《灵枢·海论》云：“脑为髓之海”，“髓海有余，则轻劲多力，自过其度；髓海不足，则脑转耳鸣，胫酸眩冒，目无所见，懈怠安卧”。

2. 久病劳倦

脾胃为后天之本，气血生化之源。若久病不愈，耗伤气血；或失血之后，气随血耗；或忧思劳倦，饮食衰少，损伤脾胃，暗耗气血。气虚则清阳不升，血虚则清窍失养，皆可发生眩晕。如《灵枢·口问》曰：“故上气不足，脑为之不满，耳为之苦鸣，头为之苦倾，目为之眩。”

3. 饮食不节

若平素嗜酒无度，暴饮暴食，或过食肥甘厚味，损伤脾胃，以致健运失司，水谷不化，聚湿生痰，痰湿中阻，则清阳不升，浊阴不降，致清窍失养而引起眩晕。如《丹溪心法·头眩》曰："头眩，痰挟气虚并火，治痰为主，挟补气药及降火药。无痰则不作眩，痰因火动，又有湿痰者，有火痰者。"

4. 情志不遂

肝为刚脏，体阴而用阳，其性主升主动。若长期忧恚恼怒，肝气郁结，气郁化火，风阳扰动，发为眩晕。如《临证指南医案·眩晕》华岫云按："经云：诸风掉眩，皆属于肝。头为六阳之首，耳目口鼻皆系清空之窍。所患眩晕者，非外来之邪，乃肝胆之风阳上冒耳，甚则有昏厥跌仆之虞。"

5. 跌仆坠损

素有跌仆坠损而致头脑外伤，或久病入络，瘀血停留，阻滞经脉，而使气血不能上荣于头目，清窍失养而发眩晕，且多伴局部疼痛、麻木固定不移，或痛如针刺等症。

6. 外感六淫

因"高巅之上，惟风可到"，风邪与寒、热、湿、燥等诸邪，皆可导致经脉运行失度，挛急异常，使清窍失养而发眩晕。

（二）病机

眩晕病位在头窍，病变脏腑以肝为主，涉及脾肾，病机要点以风、火、痰、瘀、虚为主。因于风及火者，多责之情志不遂，气郁化火，风阳上扰。因于痰者，多责之恣食肥甘，脾失健运，痰浊中阻，清阳不升，所谓"无痰不作眩"。因于虚者，多责之年高体弱，肾精亏虚，髓海空虚，或久病劳倦，饮食衰少，气血生化乏源，甚合"无虚不作眩"。若风、痰、虚日久，久病入络，或因跌仆外伤，损伤脑络，皆可因瘀而眩。在临床上，上述诸因常相互影响，或相兼为病。其病性有虚实两端，临床以虚证居多。脾胃不足，肾虚髓空，皆可导致脑窍失养而作眩，是为虚证；若痰浊上蒙清窍，或瘀血痹阻经脉，或肝火上炎，导致清窍不利而作眩，是为实证。本病临床亦可见本虚标实之证。正如《类证治裁·眩晕》所言："肝胆乃风木之脏，相火内寄，其性主动主升。或由身心过动，或由情志郁勃，或由地气上腾，或由冬藏不密，或由高年肾液已衰，水不涵木，以致目昏耳鸣，震眩不定。"

老年眩晕较普通眩晕更为复杂，为本虚标实，虚实夹杂，五脏同病，多脏虚损。本虚为脏腑亏虚，尤其是脾肾二脏亏虚，标实为瘀血、痰饮停积，或是风动，或是动火，在脏腑亏虚的基础上产生风、痰、瘀血，在病理过程中往往互为因果。

四、辨证要点

（一）辨虚实

眩晕以虚证居多，挟痰挟火亦兼有之；一般新病多实，久病多虚，体壮者多实，体弱者多虚，呕恶、面赤、头胀痛者多实，体倦乏力、耳鸣如蝉者多虚；发作期多实，缓解期多虚。病久常虚中夹实，虚实夹杂。

（二）辨标本

眩晕以肝肾阴虚、气血不足为本，风、火、痰、瘀为标。其中，阴虚多见咽干口燥，五心烦热，潮热盗汗，舌红少苔，脉弦细数；气血不足则见神疲倦怠，面色不华，爪甲不荣，纳差食少，舌淡嫩，脉细弱。标实又有风性主动，火性上炎，痰性黏滞，瘀性留著之不同，要注意辨别。

（三）辨脏腑

眩晕病位虽在清窍，但与肝、脾、肾三脏功能失常关系密切。肝阴不足，肝郁化火，均可导致肝阳上亢，其眩晕兼见头胀痛、面潮红等症状。脾虚气血生化乏源，眩晕兼有纳呆、乏力、面色㿠白等；脾失健运，痰湿中阻，眩晕兼见纳呆、呕恶、头重、耳鸣等；肾精不足之眩晕，多兼腰酸腿软、耳鸣如蝉等。

（四）辨缓急

应辨清老年眩晕患者病情的轻重缓急。若眩晕严重，且伴肢体偏瘫、言语不利及意识不清、胸闷气促者，应注意高血压急症的可能。要严密监测血压，控制好降压速度及程度。急则治标，对痰浊、瘀血等标实情况进行干预；若眩晕较轻，病程较长者则宜标本兼治。

五、诊断及病情评估方法

（一）疾病诊断

1. 后循环缺血

参照《中国后循环缺血的专家共识》（2006 年）[2] 及《眩晕》（2008 年）[3]。

（1）主要症状：眩晕为发作性视物或自身旋转感、晃动感、不稳感，多因头位或（和）体位变动而诱发。

（2）伴随症状：可同时或伴有其他脑干等一过性缺血的症状，如眼症（黑蒙、闪光、复视、视物变形等）、内耳疼痛、肢体麻木或无力、猝倒、昏厥等。

（3）体征：有轻微脑干损伤体征，如角膜和（或）咽部反射减退或消失，调节和（或）辐辏障碍，自发性或转颈压迫一侧椎动脉后诱发的眼震以及阳性的病理反射等。

（4）检测指标：双臂血压、红细胞计数及心电图、经颅多普勒超声（TCD）、电测听、脑干诱发电位等有助于明确诊断。有条件可做计算机断层扫描（CT）、弥散成像［MRI（+DWI）］、CT血管造影（CTA）、减影血管造影（DSA）等检查。

（5）排除疾病：肿瘤、脑外伤、血液病、脑梗死（急性期及恢复期）、脑出血等引起的眩晕除外。

2．良性阵发性位置性眩晕

参照《良性阵发性位置性眩晕的诊断和治疗指南（2017）》[4]。

（1）相对于重力方向改变头位后出现反复发作的短暂性眩晕或头晕，通常持续不超过1分钟。

（2）位置试验中出现眩晕及特征性位置性眼震。

（3）排除其他疾病，如前庭性偏头痛、前庭阵发症、中枢性位置性眩晕、梅尼埃病、前庭神经炎、迷路炎、上半规管裂综合征、后循环缺血、体位性低血压、心理精神源性眩晕等。

3．梅尼埃病

参照《2020版梅尼埃病临床实践指南解读》[5]。

（1）前庭症状：两次以上自发性、发作性眩晕，每次发作的持续时间为20分钟至12小时。

（2）听力检测：患者在眩晕发作之前、发作期间或发作之后至少记录到中低频感音神经性听力下降。

（3）患侧耳伴有波动性听觉症状，包括听力损失、耳鸣和耳闷胀感。

（4）排除其他前庭疾病。

4．原发性高血压

老年高血压的诊断性评估包括：确定血压水平；了解心血管危险因素；明确引起血压升高的可逆和（或）可治疗的因素（如：有无继发性高血压）；评估靶器官损害和相关临床情况，判断可能影响预后的合并疾病。上述评估有助于指导老年高血压患者的治疗。

（1）老年高血压的定义与分级。年龄在65岁及以上，在未使用降压药物的情况下，非同日3次测量血压，收缩压（SBP）≥140 mmHg和（或）

舒张压（DBP）≥90 mmHg，可诊断为老年高血压。曾明确诊断高血压且正在接受降压药物治疗的老年人，虽然血压小于140/90 mmHg，也应诊断为老年高血压。老年高血压的分级方法与一般中青年相同，见表1。

表1　老年高血压的定义水平与分级

分级	SBP/mmHg		DBP/mmHg
正常血压	<120	和	<80
正常高值	120～139	和（或）	80～89
高血压	≥140	和（或）	≥90
1级高血压	140～159	和（或）	90～99
2级高血压	160～179	和（或）	100～109
3级高血压	≥180	和（或）	≥110
单纯收缩期高血压	≥140	和	<90

（2）高血压的危险因素评估。危险因素评估包括血压水平（1～3级）、吸烟或被动吸烟、血脂异常（总胆固醇≥5.2 mmol/L或低密度脂蛋白胆固醇≥3.4 mmol/L或高密度脂蛋白胆固醇<1.0 mmol/L）、糖耐量受损（餐后2 h血糖7.8～11.0 mmol/L）和（或）空腹血糖异常（6.1～6.9 mmol/L）、腹型肥胖（腰围：男性≥90 cm，女性≥85 cm）或肥胖（身体质量指数≥28 kg/m^2）早发心血管病家族史（一级亲属发病年龄小于50岁）等，其中，高血压是目前最重要的心血管危险因素；而高钠、低钾膳食，超重和肥胖，饮酒，精神紧张以及缺乏体力活动等又是高血压发病的重要危险因素。还需强调，老年本身就是心血管病和高血压的危险因素。无论是初诊还是正在治疗随访期间的高血压患者，均应进行危险因素的定期评估。

（3）明确引起血压升高的可逆和（或）可治疗的因素，如有无继发性高血压。

（4）评估靶器官损害和相关临床情况，判断可能影响预后的合并疾病。

①靶器官损害的筛查，主要包括以下方面：a. 左心室肥厚，室间隔或左室后壁厚度≥11 mm或左心室质量指数男性≥115 g/m^2，女性≥95 g/m^2。b. 颈动脉内膜中层厚度增厚（≥0.9 mm）或有斑块。c. 颈动脉—股动脉脉搏波传导速度≥12 m/s。d. 踝/臂指数<0.9。e. 估算GFR降低，如30～59 mL/(min·1.73 m^2）或血清肌酐轻度升高，男性115～133 μmol/L，女性107～124 μmol/L。f. 微量白蛋白尿，30～300 mg/24 h或白蛋白/肌酐比值为30～300 mg/g。需要注意的是，一位患者可能存在多个靶器官损害。②评估高血压伴发的常见临床疾病包括：a. 心脏疾病，如心肌梗死、心绞痛、

冠脉血运重建、充血性心力衰竭。b. 脑血管疾病，如缺血性卒中、脑出血、短暂性脑缺血发作。c. 糖尿病。d. 肾脏疾病，如糖尿病肾病、肾功能受损。e. 外周血管疾病。

（5）根据老年高血压的危险因素，靶器官损害及伴发临床疾病，可对老年高血压患者进行危险分层，由于高龄本身就是高血压的危险因素，因此老年高血压患者至少为中危组，见表2。

表2　老年高血压患者 CUD 危险分层

其他危险因素和病史	血压水平/mmHg			
	SBP 130～139 和（或） DBP 85～89	SBP 140～159 和（或） DBP 90～99	SBP 160～179 和（或） DBP 100～109	SBP≥180 和（或） DBP≥110
1～2 个危险因素	中危	中危	高危	很高危
≥3 个危险因素或靶器官损害或 CKD 3 期	高危	高危	很高危	很高危
并存临床情况，CKD 4 期	很高危	很高危	很高危	很高危

（二）疾病的评估方法

老年眩晕的评估还应包括：共济检查、前庭功能检测、眼震试验、姿势步态检查、眩晕症状量表、眩晕平衡试验等。上述评估有助于诊断其他原因引起的眩晕，指导老年眩晕患者的治疗。

1. 共济检查

观察患者的日常动作如穿衣、进食、系扣、取物、站立、行走等是否协调，不协调时其运动的速度、范围、方向及力度均发生障碍。常用的检查方法有以下 5 点。

（1）指鼻试验：被检查者与医师相距 0.5 m，嘱被检查者用食指触及医师伸出的食指，再以食指触自己的鼻尖，先慢后快，先睁眼，后闭眼，反复进行，观察被检者的动作是否稳准。

（2）跟—膝—胫试验：嘱被检查者仰卧，上抬一侧下肢，将足跟置于对侧下肢膝盖下端，再沿胫骨前缘向下移动，先睁眼，后闭眼，反复进行，观察被检查者的动作是否稳准。

（3）快速轮替动作：嘱被检查者伸直手臂，摊开手掌，做快速旋前、旋后动作，先睁眼，后闭眼，反复进行，观察被检查者动作的协调性。

（4）闭目站立试验：嘱被检查者双足并拢站立，双臂向前平伸，闭目，观察其身体有无摇晃或倾斜。

（5）对指试验：嘱被检查者两上肢向两侧展开，伸直两手食指，由远而近，使两手食指的指尖相碰，先睁眼，后闭眼，反复进行，观察动作是否稳准。

2．前庭功能检测[6]

（1）视频眼震电图（VNG）检查及温度试验：VNG 可以客观记录眼球扫视和跟踪运动以及视动性眼震检查，反映视—眼动系统功能状态，有助于定位前庭中枢通路病变。该试验广泛应用于识别单侧前庭周围功能异常，还能确定存在低频前庭功能障碍的严重程度。

（2）视频头脉冲检查（v－HIT）：v－HIT 可以客观定量地检测 3 个半规管的高频（4～6 Hz）功能。

（3）转椅试验：转椅试验是一种用于确定在一定频率范围内（0.01～0.32 Hz）前庭功能下降的检查。可用于确定是否存在双侧前庭功能受损，尤其对那些不能进行 v－HIT 的颈椎受限，但无法确定是否存在单侧前庭功能障碍的老年患者。

（4）计算机动态姿势描记仪（CDP）：CDP 是用于评估个体功能性平衡能力的一种前庭功能仪器，评估包括前庭神经通路、视觉和本体感觉对整体平衡系统的贡献。

（5）前庭诱发肌源性电位（VEMPs）：VEMPs 可用于评估耳石结构及相应神经通路的功能。老年患者进行 VEMPs 检查时，需要考虑患者的听力损失程度。

（6）步态分析仪：步态分析仪可客观、定量分析步态特征中时空相关的多个参数，可以做步态定量评估。

3．眼震试验

眼球震颤是眩晕患者的一项重要体征，眼震的特点对于鉴别诊断而言有相当高的提示价值。

（1）自发眼震的检查。检查时，在安静环境中，患者保持舒服的正坐姿势，首先要求患者盯着中线位置，然后按向右、中、左、中、上、下的顺序进行注视，每个方向注视 15 秒，有眼动时观察 30 秒。

（2）诱发性眼震。

①位置性眼震。按照 Aschan 分型可分为三型。Ⅰ型：眼震是持续性的，超过 1 分钟，在同一头位和不同头位眼震方向可变。这可能和中枢病变有关。Ⅱ型：眼震是持续性的，超过 1 分钟，头位变化时眼震方向不变。可见于中枢病变，也可见于外周前庭急性病变。Ⅲ型：短暂眼震，少于 1 分钟，

称为体位性眼震。②体位性眼震，如“良性阵发性位置性眩晕”。③甩头试验。头部快速转向中线或从中线向一侧甩离中线30°，如果眼球出现矫正性扫视返回固视目标，则是试验阳性。试验最常在水平面进行，但是也可以在垂直平面进行。这是前庭外周系统的高频测试。④摇头后眼震。患者坐位，头低30°，摇头20～40次，速度为2 Hz，观察眼震的方向以及强度。这是前庭外周系统的中频测试。⑤压力和强声引起的眼震。常见于上半规管裂综合征患者。

4. 步态检查

步态检查是老年眩晕患者体格检查时需要关注的内容，通过对步态的描述性评价可以对姿势步态进行定性评估。如外周前庭、延髓外侧和小脑半球病变，患者多向病灶侧偏斜、倾斜或倾倒，其中后倾倒多见于小脑蚓部及绒球病变；明显的步幅多变及节律不整多见于小脑病变；明显的视觉依赖及抬脚较高多见于感觉性共济失调；碎步拖曳并步基较宽多见于额叶病变；步态谨慎可见于器质性病变，也可见于功能性病变，需综合判断。

5. 眩晕症状量表

眩晕症状量表（VSS）适用于患者自评1年内的眩晕严重程度和频率。VSS是具有预测效度的调查问卷，基线自主神经和躯体症状分数越高，预示患者7个月后患病率越高。

六、常见共病评估方法

建议在诊断老年眩晕的同时，应完成老年综合征评估的内容。常见老年综合征及其评估参考《老年综合评估技术应用中国专家共识》（2017年）[7]，简述如下。

（1）衰弱筛查推荐采用国际老年营养和保健学会提出的FRAIL量表或步速测定。如有条件，可进一步采用经典的Fried衰弱综合征标准进行评估。

（2）对于老年眩晕患者推荐早期筛查认知功能、痴呆与认知障碍，推荐认知障碍评估工具有MMSE、简易认知评估量表（Mini－Cog）。

（3）老年生活能力评估包括BADL和IADL。BADL临床最常用的评估方法是Barthel指数，IADL多采用Lawton IADLs量表。

（4）抑郁或焦虑建议使用9条目简易患者健康问卷（PHQ－9）进行抑郁筛查；建议使用7条目广泛性焦虑障碍量表（GAD－7）进行焦虑筛查。

（5）营养不良。老年眩晕住院患者均应进行营养风险评估，评估工具可用MNA－SF、NRS2002等。

（6）多重用药：对老年眩晕患者要定期复审调整用药情况，避免潜在不合理药物，参照Beers标准第3版。

（7）肌少症评估：亚洲共识推荐测定肌力（握力测定）和肌功能（日常步行速度测定）作为肌少症筛选检测。应用双能X线吸光仪（DXA）或生物电阻抗分析（BIA）进行肌量测定。若四肢骨骼肌质量（ASM）男性ASM≤7.0 kg/m^2，女性ASM≤5.7 kg/m^2（BIA法）；或男性ASM≤7.0 kg/m^2，女性ASM≤5.4 kg/m^2（DXA法），同时步速（最大步速<0.8 m/s）或握力降低（最大握力：男性<26 kg，女性<18 kg），即可诊断为肌少症。

（8）骨密度评估：推荐应用DXA测量骨密度。

七、中医证治

辨证分型参照国家中医药管理局医政司2010年发布的《22个专业95个病种中医诊疗方案》（合订本）[8]。

（一）风痰上扰证

主症：眩晕或头晕，眩晕有旋转感或摇晃感、闭目即止，甚如坐舟车。

次症：恶心呕吐或恶心欲呕、呕吐痰涎，食少便溏。

舌脉：舌苔白或白腻，脉弦滑。

治法：祛风化痰，健脾和胃。

处方：半夏白术天麻汤合泽泻汤加减。半夏、白术、天麻、白茯苓、桂枝、泽泻、炒黄柏、苍术、黄芪、人参、炒神曲、大麦芽、橘仁、生姜、大枣。该方具有健脾化痰，降逆止眩之功，令痰浊减则眩晕轻；天麻平肝熄风，为治眩晕、头痛之要药。

备选方：苓桂术甘汤加味。法半夏、白（苍）术、天麻、泽泻、茯苓、桂枝、黄芪、炙甘草、蒺藜、石菖蒲、郁金、生麦芽。

中成药：川芎嗪注射液、醒脑静注射液。

外治法：取风池、百会、内关、太冲、中脘、丰隆、阴陵泉等穴，用针刺或艾灸刺激穴位，以平补平泻手法为主，每次留针或艾灸20~30分钟，每日1次，连续治疗10~14天。

（二）肝火上炎证

主症：眩晕或头晕且痛，其势较剧，闭目即止，甚如坐舟车。

次症：入睡困难，目赤口苦，胸胁胀痛，烦躁易怒，易醒多梦，小便黄，大便干结。

舌脉：舌质红，苔黄，脉弦数。

治法：平肝潜阳，清肝泻火。

处方：天麻钩藤饮加减。天麻、钩藤、煅石决明、炒山栀子、炒黄芩、川牛膝、炒杜仲、益母草、茯神、桑寄生、炙夜交藤、大黄。

备选方：复方钩藤芩草汤。钩藤、黄芩、夏枯草、炒栀子、草决明、牡丹皮、菊花、绞股蓝、生麦芽、茵陈、地龙。随症加减，如肝火重，可加大茵陈用量。

中成药：复方天麻注射液。

外治法：取风池、百会、内关、太冲、肝俞、行间、太溪等穴采用针刺刺激穴位，以泻法为主，留针 20～30 分钟，每日 1 次，连续治疗 10～14 天。

（三）痰瘀阻窍证

主症：眩晕或头晕而头重昏蒙，闭目即止，甚如坐舟车。

次症：眠差，伴胸闷恶心，肢体麻木或刺痛，唇甲紫绀，肌肤甲错，或皮肤如蚁行状，或头痛。

舌脉：舌质暗有瘀斑，苔薄白，脉滑或细或涩。

治法：活血通络，化痰开窍。

处方：涤痰汤合通窍活血汤加减。姜制南星、麝香、半夏、麸炒枳实、茯苓、橘红、石菖蒲、人参、桃仁、竹茹、甘草、苏木、赤芍、川芎、红花、老葱、鲜姜、大枣、黄酒。

备选方：导痰汤合通脉颗粒方加减。胆南星、半夏、麸炒枳实、茯苓、橘红、石菖蒲、竹茹、甘草、葛根、川芎、丹参。

中成药：丹红注射液、注射用血栓通、血塞通胶囊。

外治法：取风池、百会、内关、中脘、丰隆、阴陵泉、内庭、曲池、膻中、血海等穴，用针刺或艾灸刺激穴位，以泻法为主，留针或艾灸20～30 分钟，每日 1 次，连续治疗 10～14 天。

（四）阴虚阳亢证

主症：眩晕或头晕，闭目即止，甚如坐舟车。

次症：睡眠差，多梦，面赤，耳鸣，盗汗，手足心热，口干。

舌脉：舌质红，少苔，脉细数或细弱。

治法：镇肝熄风，滋阴潜阳。

处方：镇肝熄风汤加减。川牛膝、煅赭石、生白芍、天冬、煅龙骨、煅牡蛎、龟板、麦芽、刺蒺藜、玄参、炒川楝子、茵陈。

备选方：复方天麻二至丸加减。阴虚盛加地黄、玄参、麦冬；阳亢盛加龟板、牡蛎、赭石、栀子。

中成药：复方天麻注射液、丹红注射液。

外治法：取风池、百会、肝俞、肾俞、足三里、志室、悬钟、三阴交等穴。风池用平补平泻法，肝俞、肾俞用补法，其余以平泻手法为主，用针刺或艾灸刺激穴位，留针或灸 20 ~ 30 分钟，每日 1 次，连续治疗 10 ~ 14 天。

（五）气血亏虚证

主症：眩晕或头晕，闭目即止，甚如坐舟车。

次症：头晕动则加剧，遇劳则发，面色㿠白，爪甲不荣，神疲乏力，心悸少寐，纳差食少，便溏。

舌脉：舌质淡，苔薄白，脉细弱。

治法：补益气血，健运脾胃。

处方：补中益气汤合归脾汤加减。人参、黄芪、白术、当归、升麻、柴胡、陈皮、茯神、炙远志、龙眼肉、炒酸枣仁、木香、生姜、大枣、炙甘草。

备选方：十全大补丸加减。

中成药：生脉注射液、参芪注射液、注射用血栓通。

外治法：取风池、百会、肝俞、肾俞、膻中、血海、气海、足三里等穴。风池用平补平泻法，肝俞、肾俞用补法，其余以平泻手法为主，用针刺或艾灸刺激穴位，留针或灸 20 ~ 30 分钟，每日 1 次，连续治疗 10 ~ 14 天。

（六）肾精不足证

主症：眩晕或头晕久发不已。

次症：听力减退，耳鸣，少寐健忘，神倦乏力，腰酸膝软。

舌脉：舌质红，苔薄，脉沉细弱。

治法：补肾填精，充养脑髓。

处方：河车大造丸加减。紫河车粉、龟板、炒黄柏、炒杜仲、怀牛膝、天冬、熟地黄、麦冬、淫羊藿、巴戟天、党参、茯苓。

备选方：济生肾气丸加减。眠差加磁石、五味子、枣仁；阳虚加附子、磁石；血瘀重用益母草加地龙、水蛭；痰湿加半夏、南星。

中成药：川养血清脑颗粒、肾气丸（肾阳虚证）。

外治法：取风池、百会、太溪、肝俞、肾俞、足三里、志室、悬钟、三阴交等穴。风池用平补平泻法，太溪、肾俞用补法，其余以平泻手法为主，用针刺或艾灸刺激穴位，留针或灸 20 ~ 30 分钟，每日 1 次，连续治疗 10 ~ 14 天。

八、中医预防

（一）未病先防

养成良好生活方式，预防高血压的发生；结合体质特点，采用调神、药膳法纠正偏颇体质。

（二）既病防变

积极控制血压，调整生活方式并贯穿整个高血压的治疗过程，分型辨证中药治疗，中西医结合维持血压达标。

（三）瘥后防复

积极参加健康教育，自我监测血压，提高药物依从性。

九、中医康复

（一）运动康复

八段锦或太极拳等，可调神调气，养形纠偏，也可根据自己的状况选择体操、散步、慢跑等运动。

（二）艾灸

艾灸关元、气海穴，每日 1 次，每次 20 分钟，连灸 1 周，适用于气血亏虚或肾精不足证。

（三）药膳

风痰上扰证：宜食祛风化痰、健脾和胃之品。食疗方：芹菜苦菜汤。

肝火上炎证：宜食平肝潜阳、清肝泻火之品，如芹菜、紫菜、雪梨、豆制品等。食疗方：菊花粳米粥。

痰瘀阻窍证：宜食活血通络、化痰开窍之品。食疗方：车前子粳米粥。

阴虚阳亢证：宜食镇肝熄风、滋阴潜阳之品。食疗方：甲鱼汤。

气血亏虚证：宜食补益气血、健运脾胃之品。食疗方：当归黄芪乌鸡汤。

肾精不足证：宜食补肾填精、充养脑髓之品。食疗方：枸杞乌鸡汤。

（四）中医特色治疗[9]

1. 中药足浴

夏枯草 30 g，钩藤 20 g，桑叶 15 g，菊花 20 g，将药制成煎剂，用时加温至 39 ℃左右，浸泡双足并相互搓动，每次浴足 20～30 分钟，每日 1 次，10～15 天为 1 个疗程。

2. 耳穴压豆

常用：耳背沟、肝、心、交感、肾上腺穴，还可用备用穴如耳神门、耳尖、肾穴。常用穴每次取 3～4 穴，酌加备用穴，以 7 mm×7 mm 的胶布将王不留行籽贴于所选穴之上，贴紧后并稍加压力，使患者有胀痛及耳郭发热感。每隔 2 天换贴 1 次，每次一耳，双耳交替，15 次为 1 个疗程。肾精不足证、肝火上炎证、阴虚阳亢证选用肾、枕、皮质下；痰瘀阻窍证选用脾、枕、皮质下。每次贴一只耳朵，下次轮换对侧，症状较重者可双耳同时贴。贴压后用手指按压穴位半分钟，嘱患者每天自行按压 5 次，每次 10 分钟，局部微热微痛为宜。

3. 穴位敷贴

肾精不足证者可用吴茱萸散（吴茱萸 1 份，清醋 1 份）在涌泉、太溪、太冲穴贴敷。痰瘀阻窍证者可用吴茱萸散在内关、丰隆、解溪穴贴敷。肝火上炎证者可用清肝散（吴茱萸 1 份，黄连 6 份，清醋 1 份）在涌泉、太溪、太冲穴贴敷。阴虚阳亢伴有头晕者以吴茱萸、川芎颗粒剂各等份混匀，用白醋调成糊状，每天晚间临睡前贴敷双侧涌泉穴，2 周为 1 个疗程。阴虚阳亢伴头痛明显者用决明子颗粒剂和绿茶水调成糊状，贴敷两侧太阳穴，干后更换。

十、中医护理

（一）饮食调护

选择清淡、低脂低盐饮食，少食肥甘厚腻、辛辣、油腻之品。多吃新鲜蔬菜水果。

（二）情志调护

多与患者沟通，了解其心理状态，进行有效且有针对性的指导。肝火上炎、阴虚阳亢等证型情绪易激动，讲明情绪激动对疾病的不良影响，指导患者学会控制自我情绪。眩晕较重，心烦焦虑者，应减少探视人群，给患者提供安静的休养空间，鼓励患者听舒缓的音乐，分散心烦焦虑感。多向患者介绍有关疾病的知识及治疗成功经验，增强患者信心，鼓励患者积极面对疾病。

（三）起居调护

房间应保持安静，舒适，空气流通且温度适宜。眩晕轻者可适当休息，不宜过度疲劳。眩晕急性发作时，应卧床休息，闭目养神，减少头部晃动，症状缓解后方可下床活动，动作宜缓慢，防止跌倒。患者还应自我监测血压，做好记录，戒烟限酒。

参考文献

[1] GOPINATH B, MCMAHON C M, ROCHTCHINA E, et al. Dizziness and vertigo in an older population: the Blue Mountains prospective cross-sectional study [J]. Clinical otolaryngology: official journal of ENT - UK ; official journal of Netherlands Society for Oto - Rhino - Laryngology & Cervico - Facial Surgery, 2009, 34 (6): 552 - 556.

[2] 中国后循环缺血专家共识组. 中国后循环缺血的专家共识 [J]. 中华内科杂志, 2006, 45 (9): 786 - 787.

[3] 粟秀初, 黄如训. 眩晕 [M]. 2 版. 西安: 第四军医大学出版社, 2008.

[4] 陈太生, 王巍, 徐开旭, 等. 良性阵发性位置性眩晕及其诊断治疗的思考 [J]. 山东大学耳鼻喉眼学报, 2019, 33 (5): 1 - 5.

[5] 于慧前, 李华伟, 李庆忠. 2020 版梅尼埃病临床实践指南解读 [J]. 临床耳鼻咽喉头颈外科杂志, 2021, 35 (5): 385 - 390.

[6] 中国卒中学会卒中与眩晕分会, 中国医师协会神经内科医师分会眩晕专业委员会, 鞠奕, 等. 老年人头晕/眩晕诊疗多学科专家共识 (2021) [J]. 中华老年医学杂志, 2021, 40 (10): 1213 - 1225.

[7] 陈旭娇, 严静, 王建业, 等. 老年综合评估技术应用中国专家共识 [J]. 中华老年医学杂志, 2017, 36 (5): 471 - 477.

[8] 国家中医药管理局医政司. 22 个专业 95 个病种中医诊疗方案 [M]. 北京: 中国中医药出版社, 2010.

[9] 国家中医药管理局医政司. 眩晕病 (原发性高血压) 中医诊疗方案 (试行) [Z]. 2017; 国家中医药管理局医政司. 92 个病种的中医临床路径和中医诊疗方案 [Z]. 2017.

老年胸痹心痛中医诊疗方案

一、概述

胸痹心痛病是以膻中或左胸部发作性憋闷、疼痛为主要临床表现的一种心系疾病，相当于现代医学所述的冠状动脉粥样硬化性心脏病，简称冠心病（CHD），是冠状动脉粥样硬化病变引起的血管管腔狭窄或阻塞，发生心肌缺血、缺氧或坏死导致的心脏疾病，是发展中国家和发达国家最常见的死亡原因。《中国心血管健康与疾病报告2023》显示，CHD发病率随人口老龄化持续上升。人口老龄化使高血压、糖尿病等并发症风险增大，进一步增加冠心病病死率。[1]根据《2022中国卫生健康统计年鉴》，2021年我国65岁以上城市人群CHD的死亡率为6 973.21/10万，农村人群为7 362.53/10万[2]。我国人群CHD的发病率及死亡率呈逐年上升趋势，并且随年龄增加，CHD的患病率及死亡风险也大幅增加。

二、源流

在中医古代文献中，“胸痹”“心痛”“真心痛”等名称与本病有关。为了规范病名，现已统一为“胸痹心痛”。

《灵枢·本脏》认为，“肺大则多饮，善病胸痹”，首次提出胸痹的名称，但在这里多指与肺有关的疾病。汉代张仲景继承了《内经》胸痹的名称，在《金匮要略·胸痹心痛短气病脉证治》中就系统论述了胸痹的病因、证候和方药。隋代巢元方在《诸病源候论》中对胸痹的范围进行了扩展，如“胸痹之候，……胸前皮皆痛，手不能犯，胸满短气，咳唾引痛”，将胸壁等部位的疾病包括在内。明代有些医家把胸痹与胃等消化道疾病混为一谈，明代秦景明《症因脉治》云：“胸痹之症，即胃痹也。胸前满闷，凝结不行，食入即痛，不得下咽，或时作呕”。

再如《医学正传》认为，除真心痛外，其余心胸部位的疼痛皆为胃痛，并将胸痹的脉证纳入胃病中讨论。《中医内科学》（第5版）以胸痹为病名，《中医内科学》（第6版）以胸痹心痛为病名。

“心痛”一名首见于马王堆出土的《足臂十一脉灸经》：“足少阴脉……其病：……心痛，烦心”，这里指的是心所在部位疼痛的症状。而《内经》中则把胸痹和心痛分别列出。张仲景在《金匮要略》中将胸痹与心痛一并论述，并附有九痛丸，后世医家据此将心痛与胃脘痛混为一谈。如宋代陈无择云：“夫心痛者，在《方论》则曰九痛。《内经》则曰举痛，一曰卒痛，种种不同，以其痛在中脘，故总而言之曰心痛，其实非心痛也。”元代朱丹溪在其《金匮钩玄》直接说：“心痛即胃脘痛”。明代徐春甫则认为心痛实为脾痛，其《古今医统大全》云：“大抵人病胸膈心腹疼痛，……脾受之而作心痛，此脾痛也，非心也”。也有医家明确反对将心痛与胃脘痛混淆。明代王肯堂《证治准绳》云：“心与胃各一脏，其病形不同，因胃脘痛处在心下，故有当心而痛之名，岂胃脘痛即心痛者哉。历代方论将二者混叙于一门，误自此始。”

真心痛是胸痹心痛之重症，其病名首见于《灵枢·厥病》：“真心痛，手足青至节，心痛甚旦发夕死，夕发旦死”，提示病情危重，以当时的医疗水平难以救治。巢元方《诸病源候论》认为，“真心痛”为邪直中于心之本藏，因心为君主之官，心不受邪，邪中则死，所以“真心痛”病死率极高，当时被视为不可治之症。无论是胸痹、心痛还是真心痛，都是病位在心，以胸膺部或心前区疼痛为特点的一类疾病。目前统一为“胸痹心痛”，既体现了发病部位，又体现了症状特点，有助于诊断的规范化。

三、病因病机

（一）病因

1．年老体虚

年老体虚，脏腑功能衰退，心气或心阳不足，鼓动无力，心脉痹阻不畅；肾阳虚衰，不能温煦五脏，可致心阳不足，血脉运行不畅；肝肾阴虚，心阴耗伤，不能濡养心脉，可致胸痹心痛病。

2．寒邪内侵

寒邪阻遏阳气，心阳受损，寒令血行瘀滞，故发为本病；另寒主收引，可导致心脉痉挛，亦可导致本病。

3．饮食不节

过食肥甘厚味，损伤脾胃，运化失职，痰浊内生，上犯心胸，胸阳不振，心脉受阻，发为本病。

4. 七情失调

情志不畅，肝失疏泄，气滞血瘀，或肝郁化火，炼津成痰，均可导致心脉不畅，发为胸痹；忧思伤脾，脾不健运，酿生痰浊，阻于心脉，亦可发为本病。

5. 劳倦内伤

平素劳累，损伤正气或伤阳，心肾阳微，鼓动无力，胸阳不振，阴寒之邪积聚，发为胸痹。

（二）病机

胸痹心痛病病位在心，与肝、脾、肾、肺等脏相关，为本虚标实之证。老年胸痹心痛病发病率高，病机特点多为多虚、多瘀、多痰、多郁等。本虚主要是心阳虚，正是心阳不足，血脉运行瘀滞，导致痰浊、瘀血内生，瘀滞于胸中心脉，痹阻不通，发为本病[3]。

老年胸痹心痛病的病机以本虚为表现更明显，因“胸为清阳之府”“心体阴而用阳”，老年人脏腑阳气虚衰，代谢失调，胸阳不振，更易形成“痰浊”“瘀血”，但主要矛盾在于胸阳不振，这与中青年胸痹心痛病的病机有所不同，临床中需加以注意。

四、辨证要点

（一）辨标本虚实

老年胸痹心痛病首辨标本虚实。老年患者的病机首先是上焦阳虚，胸阳不展，失于温煦，推动无力。其标实在于心脉不通，不通的原因在于心阳或胸阳的虚衰，津液不能蒸化，血行缓慢瘀滞，痰浊、瘀血形成，痹阻心脉。因此，在治疗上，首先是温阳，其次才是通脉，故曰非温不能通脉止痛[4]。用药时宜采用阳药、通药以廓清阴邪，不可掺杂阴柔滋敛之品助长阴邪[5]。

（二）辨轻重缓急

胸痛发作时疼痛剧烈，伴大汗出，紫绀，多为真心痛，此乃危候。疼痛反复发作，持续时间长，服药不缓解为病情较重；疼痛由固定的耐量诱发，发作时间短，服药后可缓解多为轻症，病情相对稳定。辨治时分清病情的轻重缓急。急者治其标，以活血化痰通络为主；缓者治本为主，以温阳益气为法。

五、诊断及病情评估方法

（一）诊断[6]

病史及症状：既往有胸痹心痛病史，或表现为典型的胸痛，症状通常由运动、情绪或其他负荷状态诱发，可重复出现，但也可呈自发性发作。

心电图：普通心电图是稳定性 CHD 诊断中的首选项目，但对阴性结果的判读应慎重，因为有可能合并其他问题造成心电图对缺血反应不敏感，与症状相关的心电图动态改变有助于诊断。24 小时动态心电图有助于提高心肌缺血的检出率，建议对疑诊 CHD 的高龄患者常规应用。

负荷试验：负荷试验包括平板运动心电图和药物负荷超声心动图、心肌核素等。虽然年龄不是运动负荷试验的绝对禁忌证，但 80 岁及以上患者原则上不建议做运动负荷试验。如果确有必要，建议行药物负荷试验，如腺苷负荷心肌核素，但检查过程中应密切监测患者的症状、体征及心电图变化。

冠状动脉 CT：可作为 CHD 诊断依据、冠脉介入术前术后评价、非冠心病手术前的冠脉评价以及心肌病的鉴别诊断。高龄人群肾功能不全发病率较高，需更精细地使用对比剂，必要时水化。

冠状动脉造影：冠状动脉造影仍是稳定性冠心病诊断的“金标准”。高龄是增加冠状动脉造影风险的因素之一，然而即使年龄在 75 岁以上的患者有生命危险的风险仍然小于 0.2%，其他严重恶性事件的风险小于 0.5%。80 岁以上患者冠状动脉造影适应证的掌握应更为严格。高龄患者肾功能减退，合并用药如二甲双胍等药物的比例高，故在冠状动脉造影围术期处理时应注意。

（二）病情评估

1. 心功能评估

心功能评估可从以下几点进行评估：NYHA 心功能分级、心脏彩超、脑钠肽（BNP）和氨基末端脑钠肽前体（NT－proBNP）。

2. 心绞痛严重程度

根据加拿大心血管学会（CCS）对心绞痛严重度的分级进行评估如下。

Ⅰ级：一般体力活动不引起心绞痛，例如行走和上楼，但紧张、快速或持续用力可引起心绞痛的发作。

Ⅱ级：日常体力活动稍受限制，快步行走或上楼、登高、饭后行走或上楼、寒冷或风中行走，情绪激动可发作心绞痛或仅在睡醒后数小时发作，在正常情况下以一般速度平地步行 200 m 以上或登一层以上的楼梯受限。

Ⅲ级：日常体力活动明显受限，在正常情况下以一般速度平地步行 100～200 m 或登一层楼梯时可发作心绞痛。

Ⅳ级：轻微活动或休息时即可出现心绞痛症状。

3. 运动耐量评估[7]

运动耐量是 CHD 康复运动危险分层的重要依据。运动耐量不仅可以制定运动处方，还可以评估康复训练疗效。运动耐量是指身体所能达到或承受的最大运动，最大运动一般指有氧运动心肺运动试验，是测定运动耐量的金标准，多采用运动负荷试验。但是高龄 CHD 患者因运动负荷试验风险大而不适宜采用，可通过运动状况间接评估运动耐量。

体能通常用代谢当量（MET）表示，尤其见于用估计方法评估体能时。MET 是一个群体的平均值，一名 40 岁、体重 70 kg 的男性在休息状态下基础性氧耗量是 3.5 mL/(kg·min)，即为 1 MET。不同活动状态下细胞代谢摄氧量可用安静坐位氧耗的倍数表示。首先通过检查者用简单的语句询问，大致了解患者已有的 MET 水平，见表 1。评分标准 10 为优秀，7～10 为良好，4～6 为中等，小于 4 为差。

表 1　运动当量快速判断表

你是否能够完成以下内容	代谢当量
照顾自己	1 MET
吃饭穿衣或者上厕所	2 MET
以 2～3 km/h 的速度在平地步行 1～2 个街区	3 MET
在家里做些轻度体力劳动，如扫地或者洗面	4 MET
走一层楼梯或者攀登一座小山	5 MET
以 4 km/h 的速度平地步行	6 MET
跑一小段距离	7 MET
在住宅周围进行重体力劳动，如刷地板、提起或移动家具	8 MET
参加适度的娱乐活动，如打高尔夫球、打保龄球、跳舞、网球双打、投掷或射门	9 MET
参加紧张的运动，如游泳、网球、足球、篮球或滑雪	10 MET

六、常见共病评估方法

（一）疾病共病评估

1. 脑梗死

心脑共患患者均被认定为动脉粥样硬化性心血管病超高危人群，以此为依据确定治疗方案和危险因素控制目标。治疗不依从、危险因素控制不达标以及不健康的生活方式均会增加再发心血管事件的风险。

2. 糖尿病

2 型糖尿病（T_2DM）患者血糖持续升高，可引起血管管壁动脉硬化，管壁增厚，血管狭窄，引起 CHD 发生和发展；而 CHD 病情控制不当，可增加机体胰岛素抵抗，而胰岛素缺乏可使糖尿病血糖水平升高。T_2DM 与 CHD 相互影响，相互促进，故当 CHD 合并 T_2DM 时，一些致病因素就会协同，加速组织损伤，引起更为严重的并发症。

（二）老年综合征评估

1. 焦虑与抑郁

焦虑、抑郁症和 CHD 之间存在双向的密切联系。焦虑、抑郁症在 CHD 患者中非常普遍，并可作为 CHD 不良预后的独立预测因子，同时 CHD 可增加焦虑、抑郁症的发病风险。部分患者的焦虑、抑郁症状可能被 CHD 症状掩盖，尤其是焦虑、抑郁症状较轻的患者，临床医师应该意识到 CHD 患者中焦虑、抑郁症的高发病率，必要时可以对 CHD 患者进行焦虑、抑郁筛查，并对焦虑、抑郁患者采取适当措施进行干预。如可选用焦虑状态简易自评量表（GAD－7），见表 2，以及简版老年抑郁评估表（GDS－15），见表 3。

表 2　焦虑状态简易自评量表（GAD－7）

单位：分

题目	完全不会	好几天	超过一周	几乎每天
1. 感觉紧张，焦虑或急切	0	1	2	3
2. 不能够停止或控制担忧	0	1	2	3
3. 对各种各样的事情担忧过多	0	1	2	3
4. 很难放松下来	0	1	2	3
5. 由于不安而无法静坐	0	1	2	3
6. 变得容易烦恼或急躁	0	1	2	3

续上表

题目	完全不会	好几天	超过一周	几乎每天
7. 感到似乎将有可怕的事情发生而害怕	0	1	2	3
上述症状是自己最近2周的情况总体评估，总分 =				

结果解读：0 ~ 4 分（无焦虑）、5 ~ 9 分（轻度焦虑）、10 ~ 14 分（中度焦虑）、15 ~ 21 分（重度焦虑）。

表3　简版老年抑郁评估表（GDS－15）

请选择最近1周来最适合您的感受。　　　　**单位：分**

题目	是	否	得分
1. 您对自己的生活基本上满意吗？	0	1	
2. 您是否放弃了很多以往的活动和爱好？	1	0	
3. 您是否觉得自己生活不够充实？	1	0	
4. 您是否常常感到心烦？	1	0	
5. 您是否多数时候都感到心情愉快呢？	0	1	
6. 您是否担心有不好的事情发生在自己身上？	1	0	
7. 您是否多数时候都感到幸福？	0	1	
8. 您是否常常感到无依无靠？	1	0	
9. 您是否宁愿在家，也不愿去做自己不太熟悉的事情？	1	0	
10. 您是否觉得自己的记忆力要比其他老人差？	1	0	
11. 您是否认为活到现在真是太好了？	0	1	
12. 您是否觉得自己很没用？	1	0	
13. 您是否感到精力充沛？	0	1	
14. 您是否觉得自己的处境没有希望？	1	0	
15. 您是否觉得多数人比你强很多？	1	0	

注：GDS－15 共有 15 个条目，以问题的形式列出，要求受试者以“是”或“否”做答（回答“是”得1分，“否”得0分），其中，第1、5、7、11、13题需反向计算，该评估表总分值为0 ~ 15 分，得分越高，表明抑郁程度越高。

2. 睡眠障碍

睡眠障碍是CHD患者常见的合并症。可选用匹兹堡睡眠质量指数量表（PSQI）进行评估，见表4、表5。

表4　匹兹堡睡眠质量指数量表（PSQI）

1. 近1个月，晚上上床睡觉通常在________点钟				
2. 近1个月，从上床到入睡通常需要________分钟				
3. 近1个月，通常早上________点起床				
4. 近1个月，每夜通常实际睡眠________小时（不等于卧床时间）				
5. 近1个月，因下列情况影响睡眠而烦恼				
a. 入睡困难（30分钟内不能入睡）	□无	□<1次/周	□1~2次/周	□≥3次/周
b. 夜间易醒或早醒	□无	□<1次/周	□1~2次/周	□≥3次/周
c. 夜间去厕所	□无	□<1次/周	□1~2次/周	□≥3次/周
d. 呼吸不畅	□无	□<1次/周	□1~2次/周	□≥3次/周
e. 咳嗽或鼾声高	□无	□<1次/周	□1~2次/周	□≥3次/周
f. 感觉冷	□无	□<1次/周	□1~2次/周	□≥3次/周
g. 感觉热	□无	□<1次/周	□1~2次/周	□≥3次/周
h. 做噩梦	□无	□<1次/周	□1~2次/周	□≥3次/周
i. 疼痛不适	□无	□<1次/周	□1~2次/周	□≥3次/周
j. 其他影响睡眠的事情	□无	□<1次/周	□1~2次/周	□≥3次/周
如有，请说明：				
6. 近1个月，总的来说，您认为您的睡眠质量	□很好	□较好	□较差	□很差
7. 近1个月，您用药物催眠的情况	□无	□<1次/周	□1~2次/周	□≥3次/周
8. 近1个月，您常感到困倦吗	□无	□<1次/周	□1~2次/周	□≥3次/周
9. 近1个月您做事情的精力不足吗	□没有	□偶尔有	□有时有	□经常有
10. 近一个月有无下列情况（请询问同寝室的人）				
a. 高声打鼾	□无	□<1次/周	□1~2次/周	□≥3次/周
b. 睡眠中较长时间的呼吸暂停	□无	□<1次/周	□1~2次/周	□≥3次/周
c. 睡眠中腿部抽动或者痉挛	□无	□<1次/周	□1~2次/周	□≥3次/周
d. 睡眠中出现不能辨认方向或意识模糊的情况	□无	□<1次/周	□1~2次/周	□≥3次/周
e. 睡眠中存在其他影响睡眠的特殊情况	□无	□<1次/周	□1~2次/周	□≥3次/周

表 5　睡眠效率计分方法

成分	内容	评分			
		0 分	1 分	2 分	3 分
A. 睡眠质量	条目 6 计分	□很好	□较好	□较差	□很差
B. 入睡时间	条目 2 和 5a 计分累计	□0 分	□1 ~ 2 分	□3 ~ 4 分	□5 ~ 6 分
C. 睡眠时间	条目 4 计分	□ >7 小时	□6 ~ 7 小时（不含 6 小时）	□5 ~ 6 小时（含 6 小时）	□ <5 小时
D. 睡眠效率	以条目 1、3、4 的应答计算	□ >85%	□75% ~ 85%（不含 75% ）	□65% ~ 75%（含 75% ）	□ <65%
E. 睡眠障碍	条目 5b ~ 5j 计分累计	□ 0 分	□1 ~ 9 分	□0 ~ 18 分	□19 ~ 27 分
F. 催眠药物	条目 7 计分	□无	□ <1 次/周	□1 ~ 2 次/周	□≥3 次/周
G. 日间功能障碍	条目 8 和 9 的计分累计	□0 分	□1 ~ 2 分	□3 ~ 4 分	□5 ~ 6 分

* 睡眠效率计算方法：

睡眠效率 = 睡眠时间/在床上的时间 × 100%

PSQI 总分 = A + B + C + D + E + F + G

0 ~ 5 分为睡眠质量很好；6 ~ 10 分为睡眠质量还行；11 ~ 15 分为睡眠质量一般；16 ~ 21 分为睡眠质量很差。

3. 多重用药评估

多重用药（polypharmacy）常见于老年人群，通常指患者同时使用 5 种或以上药物，但更重要的是指患者使用超出临床指征的药物，有指征但剂量使用不当。ARMOR 工具是国际上应用较多的老年患者多重用药评估工具，将评估（assess）、审查（review）、最大限度地减少不必要的药物（minimize）、优化治疗方案（optimize）和再评估（reassess）整合为一体，具有评估多重用药的功能，有助于监控和优化老年患者用药。

七、中医证治

中医证治证型参考依据《中医心病诊断疗效标准与用药规范》和《中医内科学》（新世纪第 5 版）。

（一）胸阳不振，痰瘀内阻

主症：胸闷或胸痛、气短，四肢不温或怕冷。

次症：倦怠乏力，冷汗出，纳呆。

舌脉：舌质暗或有瘀斑，苔白腻或白滑，脉沉细。

治法：通阳宣痹，祛瘀化痰。

处方：枳实薤白桂枝汤合血府逐瘀汤加减。桂枝、瓜蒌、薤白、枳实、川芎、桃仁、红花、赤芍、当归、柴胡、桔梗、牛膝。

备选方：通阳宣痹汤。

中成药：麝香保心丸、芪参益气滴丸、宽胸气雾剂等。

（二）痰热瘀阻

主症：胸闷或胸痛，倦怠乏力，口干口苦。

次症：失眠，心悸，痰多，纳呆，口黏，恶心。

舌脉：舌质暗红或紫暗，有瘀斑，舌下脉络迂曲紫暗，苔黄腻或白腻，脉滑或涩或结、代、促。

治法：清热化痰，活血通络。

处方：黄连温胆汤合丹参饮加减。茯苓、竹茹、法半夏、陈皮、枳壳、丹参、砂仁、檀香、郁金等。

备选方：瘀血重而痰热不明显者，可选桃红四物汤合二陈汤加减。桃仁、红花、当归尾、川芎、陈皮、法半夏、茯苓、薤白。

中成药：复方丹参滴丸、丹蒌片等。

（三）气滞血瘀

主症：胸痛阵发，如刺如绞，痛有定处，情志不畅时诱发或加重。

次症：脘腹胀闷，善太息。

舌脉：舌质暗红或紫暗，有瘀斑，苔薄，脉涩或细弦。

治法：活血化瘀，行气止痛。

处方：柴胡疏肝散合失笑散加减。柴胡、赤芍、枳壳、陈皮、丹参、香附、延胡索、川芎、蒲黄、五灵脂等。

备选方：桃仁红花煎加减。桃仁、红花、当归、香附、延胡索、赤芍、川芎、乳香、丹参、青皮、郁金。

中成药：复方丹参滴丸、速效救心丸、香丹注射液等。

（四）气阴亏虚

主症：胸部隐痛，时发时止，心悸气短，口咽干。

次症：面色少华，头晕乏力，遇劳则甚，易汗出。

舌脉：舌质淡红，少津，脉细弱或结代。

治法：益气养阴，活血通络。

组成：生脉饮合桃红四物汤加减。红参、麦冬、五味子、桃仁、红花、当归尾、川芎、黄芪、丹参等。

备选方：阴虚较甚者，可用天王补心丹加减。

中成药：生脉注射液、参麦注射液、灯盏生脉胶囊等。

八、中医预防

老年胸痹心痛病的预防包括未病先防、既病防变、瘥后防复三部分。

（一）未病先防

未病先防应重点干预心系疾病的危险因素，强调生活方式的改变，如戒烟，积极运动，控制体重，监测血压、血糖、血脂。如有异常，应积极干预。中医方面可从以下方面来进行。

1．饮食调摄

对胸痹心痛易感人群应严格控制脂肪和糖类物质的摄入，控制饮食总热量，戒烟限酒，并增加蔬菜水果的摄入。

2．运动调摄

老年人运动耐量下降，加上有腰腿痛等疾患，可选择太极拳、八段锦和易筋经等中医传统功法，经常运动可增强正气，以抵御外邪，也有助于降低血脂、血压、血糖，促进侧支循环的形成，增加运动耐力，改善心功能，并可调畅情志[8]。

3．心理调摄

本病是一种心身疾病，其发生与心理因素密切相关，焦虑和抑郁是诱发本病的主要心理障碍。《素问·上古天真论》："恬淡虚无，真气从之，精神内守，病安从来?"心理调摄包括心理干预和认知行为疗法等，其主要通过减轻或消除焦虑和抑郁等情绪障碍来预防 CHD 的发生。对患者进行心理干预，有助于使其建立积极乐观的情绪，有助于改善血管内皮功能，并可阻断精神情绪因素促发 CHD 的途径，以预防 CHD 的发生[9]。调畅情志，使真气顺和，则邪气不得入。

（二）既病防变

既病防变应重点稳定斑块，预防斑块破裂导致急性冠脉事件的发生。

1. 化痰活血

痰浊凝滞，日久化瘀，痰瘀互结，着于血脉，最终形成动脉粥样硬化斑块，此时可服用化痰活血的中药以稳定斑块。中药化痰活血可通过降脂、抗血小板聚集、抗氧化、保护内皮细胞和抑制平滑肌细胞增殖等途径抑制斑块的进展[10]。

2. 清热解毒

在斑块形成过程中，炎性细胞通过介导一系列炎症免疫反应，促进平滑肌细胞减少及细胞外基质降解，使斑块不稳定、破裂而形成血栓。清热解毒的中药主要通过抗炎防止斑块破裂。有实热证的 CHD 患者，可适当服用清热解毒药物，有助于抑制炎症，预防斑块破裂。

（三）瘥后防复

病情进入稳定期或者做了冠脉介入手术后病情稳定，此时应注意调养，重点在于对患者的教育，使患者掌握 CHD 的相关知识，注重生活方式的改变，积极控制危险因素，适当服用补益类的中药，以培元固本。

九、中医康复

（一）运动康复[7]

对所有老年 CHD 患者应当鼓励其进行运动康复，康复前应当制订运动康复计划。制订高龄稳定性 CHD 患者运动康复计划时的基本原则包括：安全性、科学性、有效性（终身性、趣味性、多样性）、个体化。其中，安全性是基石，科学性及有效性是核心，个体化是康复的关键。对于低危患者，只要其病情、身体条件允许，就应尽量鼓励其以主动参与运动康复为主；对于中高危患者，应强调被动康复的应用，但仍应尽可能地安排主动运动康复，并视病情逐步合理增大运动康复的比例。

传统医学有很多治疗方法可以为康复所借鉴运用，如常用的针灸、推拿、火罐、刮痧、中药熏蒸等。在高龄患者心脏康复中，中医传统功法如八段锦、太极拳、易筋经等十分值得提倡，对中高危或者运动能力较差的患者尤为适宜。

（二）膏方

可选用益心汤，药用黄芪、党参、赤芍、降香、丹参、葛根等制成膏方，长期服用[11]。

（三）药膳

患者可根据自身情况选用以下食疗方。

（1）大蒜玉米粥：玉米 50 g，大蒜 6 瓣，糖、醋各适量。蒜瓣剥去外皮后入糖醋中浸渍 1 天，玉米磨碎煮成粥，然后放入蒜瓣，再煮片刻。该方具有调脂行气作用，适用于血脂异常的 CHD 患者。

（2）薤白粥：薤白 10～15 g（或鲜品 30～45 g），粳米 100 g。薤白与淘净的粳米同煮成粥即可。该方具有行气、宽胸、止痛的作用，适合胸闷气滞的 CHD 患者。

（3）三七参茶：三七 3 g，人参 2 g，捣碎，沸水冲泡，饮服。具有养心活血，通络益气的效果。该方主要适用于气塞血瘀、胸腹疼痛、气促乏力的 CHD 患者。

（4）生脉散茶：人参 3 g，麦冬 4 g，五味子 2 g，沸水冲泡，饮服。具有生津益气，补气养心的功效。该方主要适用于气阴两虚、胸闷气短以及口干乏力的 CHD 患者。

（四）中医特色治疗

（1）耳穴压豆：取心、肾、交感、神门、肾上腺等穴，两耳交替，每日 1 次。
（2）穴位贴敷：取膻中、心俞、内关等。

十、中医护理

（一）饮食调理

胸痹心痛患者宜清淡低脂饮食，但不宜以素食为主，应当包含足够的营养，忌肥甘厚腻，不宜过饱，以八分饱为宜。吸烟者戒烟，限制酒量。

（二）情志护理

胸痹心痛患者多有心理问题，如忧郁、焦虑等，应给予充分的疾病宣教，让患者正确认识疾病，懂得预防各种紧急情况，调整心理状态，保持心情愉悦，以轻松的心态去面对疾病。如有不良心理状态须及时就医。

（三）起居调护

起居有常，发作时休息，缓解期适当锻炼，如快步走、打太极拳等，以不感疲劳为度。

参考文献

[1] 刘明波，何新叶，杨晓红，等.《中国心血管健康与疾病报告2023》要点解读［J］. 中国心血管杂志，2024，29（4）：305－324.

[2] 国家卫生健康委员会. 2022 中国卫生健康统计年鉴［M］. 北京：中国协和医科大学出版社，2022.

[3] 王清海. 冠心病中医病机四要素及治疗四法［J］. 中华中医药学刊，2011，29（7）：1466－1467.

[4] 黄培红，王清海. 王清海心系疾病非温不通学术思想浅析［J］. 中华中医药杂志，2021，36（7）：4059－4061.

[5] 岳美中，陈可冀. 岳美中医学文集［M］. 北京：中国中医药出版社，2000：135.

[6] 中华医学会老年医学分会，高龄老年冠心病诊治中国专家共识写作组. 高龄老年冠心病诊治中国专家共识［J］. 中华老年医学杂志，2016，35（7）：683－691.

[7] 中华医学会老年医学分会，75 岁及以上稳定性冠心病患者运动康复中国专家共识写作组. 75 岁及以上稳定性冠心病患者运动康复中国专家共识［J］. 中国综合临床，2018，34（2）：97－104.

[8] 林娟，张洪斌. 运动疗法在冠心病康复中运用的研究进展［J］. 现代中西医结合杂志，2011，20（23）：2984－2986.

[9] 吴文炎. 冠心病高危人群相关疾病的预防对策［J］. 解放军预防医学杂志，2011，29（2）：152－156.

[10] 周瑕菁，宋剑南，王宇辉，等. 痰瘀同治对实验性高脂血症大鼠血管内皮的保护作用［J］. 中国中医基础医学杂志，1997（4）：28－30，67.

[11] 严夏，颜德馨. 颜德馨教授膏方治疗冠心病经验撷拾［J］. 实用中医内科杂志，2004（1）：27－29.

老年喘证中医诊疗方案

一、概述

喘证是肺系常见疾病之一，是以呼吸困难，甚至张口抬肩，鼻翼翕动，甚则不能平卧为主要临床表现的一种病证，病情严重者喘促持续不解，甚则可发生喘脱症状。喘证涉及现代医学的疾病众多，与慢性阻塞性肺疾病（COPD）、肺源性心脏病、喘息型慢性支气管炎、肺炎、癔病性喘息、肺结核、矽肺等密切相关。其中，COPD 是以不完全可逆性气流受限为特征的呼吸道疾病。据世界卫生组织（WHO）统计，COPD 是全球第四大死亡原因，仅次于心脏病、脑血管病和肺部感染。调查研究发现，中国的 COPD 患者数量高至 9 990 万人，40 岁以上人口的 COPD 患病率为 13.7%，而老年人口患病率已达到 27%[1]。目前所有治疗 COPD、肺源性心脏病的药物都不能逆转疾病进展，只能改善症状和减少并发症、控制病程，而且这些药物用药量大，长期使用产生副作用多，易产生耐受性，且价格昂贵，给患者家庭及社会带来沉重的经济负担。中医药辨证论治喘证，具有独特的优势与显著的疗效。

早在《内经》中就有对喘证的名称、症状、病因病机进行记载，经后世医家的不断补充完善，现已形成完整的中医理法方药体系。现代多项临床研究表明，中医药治疗喘证的疗效显著，尤其在改善临床症状、改善患者生活质量、改善患者中医症候等方面具有独特优势。为便于中医老年医学工作者的临床实践应用，笔者撰写了老年喘证中医诊疗方案，以规范中医药在老年喘证治疗中的合理应用，更好地指导临床工作。

二、源流

喘证之病名、症状、病因、病机在《内经》中均有记载。如《灵枢·五阅五使》云："故肺病者，喘息鼻张。"《灵枢·本脏》曰："肺高则上气，肩息咳。"《内经》提出了喘证以肺为主病之脏，可涉及肾、心、肝三脏。如《素问·脏气法时论篇》曰："肺病者，喘咳逆气，肩背痛，汗出……虚则少气，不能报息……肾病者，腹大胫肿，喘咳身重。"《内经》认为，喘证病因既有外感，也有内伤。如《灵枢·五邪》指出："邪在肺，则病皮肤痛，寒热，上气喘，汗出，咳动肩背。"《素问·举痛论篇》说："劳则喘息汗出。"汉代张仲景《金匮要略·肺痿肺痈咳嗽上气病脉证治》中之"上气"即指喘息不能平卧，并列射干麻黄汤、葶苈大枣泻肺汤等方治疗。

元代朱震亨则表示六淫、七情、饮食所伤，体质虚弱皆可致喘。《丹溪心法·喘》言："六淫七情之所感伤，饱食动作，脏气不和，呼吸之息，不得宣畅而为喘急。亦有脾肾俱虚体弱之人，皆能发喘。"明代张景岳把喘证分为虚、实两端。《景岳全书·杂证谟·喘促》云："实喘者有邪，邪气实也；虚喘者无邪，元气虚也。"清代叶天士明确指出实喘、虚喘之病位不同。《临证指南医案·喘》载："在肺为实，在肾为虚。"清代林佩琴提出喘证的治疗原则，如《类证治裁·喘症论治》所云"喘由外感者治肺，由内伤者治肾"。这些观点至今对临床实践仍有重要指导意义。

三、病因病机

喘证常由多种疾患引起，病因复杂，概言之有外感、内伤两大类。外感为六淫外邪侵袭肺系；内伤为饮食不当、情志失调、劳欲久病等导致肺气上逆，宣降失司，或气无所主，肾失摄纳。

（一）病因

1. 外邪侵袭

外邪侵袭以风寒、风热侵犯为主。风寒袭肺，表寒未散，肺失宣降；或风热犯肺，肺热壅盛，甚则蒸液成痰，清肃失司，肺气上逆作喘。也有外寒未解，内已化热；或肺热素盛，寒邪外束，肺失宣降，气逆而喘。

2. 饮食不当

食肥甘厚味，过食生冷，或酒食伤中，致脾失健运，蕴生痰浊，上干于肺，壅阻肺气，升降不利，发为喘促。若痰湿郁久化热，或肺热素盛，痰受热蒸，则痰热交阻于肺，痰涎壅盛，肺气不降，上逆为喘。

3. 情志失调

情志不遂，忧思气结，肝气失于条达，肺气升降失常；或郁怒伤肝，肝气上逆侮肺，肺气不能肃降，升多降少，气逆而喘。

4. 久病劳欲

久病肺虚，肺之气阴不足，肾元亏虚，肾不纳气，或中气虚弱，肺气失于充养，则气失所主而发生喘促；或劳欲伤肾，精气内夺，伤及真元，根本不固，则气失摄纳而为喘。

（二）病机

《类证治裁·喘症论治》载有“肺为气之主，肾为气之根”。肺主气司呼吸，在外合皮毛，内为五脏华盖，是气机出入升降之枢纽。肾主纳气，辅助肺气肃降。若肺失宣肃，肾不摄纳，则气浮于上，发而为喘。喘证的病变部位主要在肺和肾，涉及肝、脾、心三脏。基本病机为肺气上逆，宣降失司；或气无所主，肾失摄纳。

喘证的病性有虚实之分。一般实喘在肺，当外邪袭肺，或他脏病及于肺，皆可致邪壅肺气，宣降失常，呼吸不利而为喘。虚喘责之肺、肾，当久病肺虚，气阴亏耗；或肾元不固，摄纳失常，则肺肾出纳失常而致喘。若实喘病久伤正，由肺及肾；或虚喘复感外邪，或夹痰浊，则病情虚实错杂，每多表现为痰邪壅阻，肾气亏虚的上盛下虚证候；或心阳虚衰，肾元虚损，水气上泛，凌心射肺致喘。

喘证的严重阶段，肺肾俱虚，病及于心，以致孤阳欲脱。肺虚不能助心营运血脉，肾阳无以温煦心阳，导致心气、心阳衰惫，鼓动血脉无力，血行瘀滞。可见喘息鼻扇，摇身撷肚，张口抬肩，又见烦躁不安，面青唇紫，手足厥逆，头汗如油，脉浮大急促无根，或模糊不清的肺气欲绝、心肾阳衰的喘脱危候，出现亡阴、亡阳之危重病情。

本病预后与其病程长短、病位深浅、病邪性质有关。一般而言，实喘易治，虚喘难医，加之每因体虚易感外邪，致喘证反复发作。

四、辨证要点

主证以喘促气短，呼吸困难，甚至张口抬肩，鼻翼翕动，不能平卧或口唇青紫为主要临床表现。

辨证首分虚实。实喘者病势多急，症见呼吸深长有余，呼出为快，气粗声高，伴痰鸣咳嗽，脉数有力。病位在肺为主，治疗上以驱邪为主，区别寒、热、痰、气之不同，分别采用温、清、化、降等法。虚喘者病势徐缓，时轻时重，遇劳则甚，症见呼吸短促难续，深吸为快，气怯声低，少有痰鸣咳嗽，脉象微弱或浮大中空。实喘应当辨外感与内伤，外感起病急，病程短；内伤易反复，病程久。虚喘应辨病变脏腑，虚喘病位在肺肾，责之心肝脾。肺虚者操劳后则呼吸短促，上气微喘；肾虚者静息时呼多吸少，动则喘甚；心气、心阳虚衰者可见喘息持续不已。虚喘治疗上根据病位不同可采用补肺、纳肾、温阳、益气、养阴、固脱等法。

五、诊断及病情评估办法

（一）中医诊断

中医诊断参照中华中医药学会发布的《中医内科常见病诊疗指南·喘证》。

（1）气短喘促，呼吸困难，甚至张口抬肩，鼻翼翕动，不能平卧，口唇发绀。

（2）多有慢性咳嗽、心悸等病史，每遇外感及劳累而诱发。

（3）呈桶状胸，叩诊呈过清音，心浊音界缩小或消失，肝浊音界下移。两肺呼吸音低，可及干湿性啰音或哮鸣音。或肝肿大，下肢浮肿，颈静脉怒张。

（4）合并感染者白细胞总数及中性粒细胞数可增高。

（二）西医诊断

西医诊断参照中华医学会呼吸病学分会制定的《慢性阻塞性肺疾病诊治指南（2021 年修订版）》的相关标准。[2]

1．COPD 的诊断

COPD 的诊断应根据临床表现、危险因素接触史、体征及实验室检查等资料综合分析确定。①凡具有吸烟史及（或）环境职业污染接触史、粉尘及空气有害颗粒接触史。②临床表现：有咳嗽、咳痰、胸闷气促或呼吸困难史者，COPD 早期轻度气流受限时可有或无临床症状。③胸部 X 线检查有助于确定肺过度充气的程度及与其他肺部疾病鉴别。④肺功能测定指标是诊断 COPD 的金标准。用支气管舒张剂后 FEV1/FVC $<70\%$ 可确定为不完全可逆性气流受限。符合以上 4 条，可诊断 COPD。

2．肺源性心脏病的诊断

肺源性心脏病简单地说就是肺心病，是老年常见病，主要是由于支气管—肺组织或肺动脉血管病变所致肺动脉高压引起的心脏病。慢性支气管炎反复发作，支气管黏膜充血，水肿，大量黏液性渗出物阻塞小气道，气道不通畅造成肺泡间隔断裂，影响气体交换功能，就会出现肺气肿。

（1）病史：患者有慢性支气管炎、肺气肿及其他肺胸疾病或肺血管病变。

（2）临床表现：慢性咳嗽、咯痰、胸闷、气促。

（3）体查：颈静脉怒张、肝肿大压痛、肝颈反流征阳性、下肢浮肿等。

（4）检查：心电图、X 线表现，再参考心电向量图、超声心动图、肺阻抗血流图、肺功能或其他检查可以做出诊断。

3. 呼吸衰竭的诊断

呼吸衰竭是由各种原因所导致的通气、换气功能的严重障碍。呼吸衰竭的诊断标准包括以下三点。

（1）有引发呼吸衰竭的病史。如急性呼吸衰竭多有溺水、外伤、中毒、电击或休克等情况，慢性呼吸衰竭则多有 COPD、慢性严重哮喘等病史。

（2）有症状体征。出现精神差、呼吸不规则、唇紫肢凉等症状，以及体格检查双肺闻及干湿性啰音等体征。

（3）血气分析等辅助检查。如氧气分压小于 60 mmHg 或二氧化碳分压大于 50 mmHg，排除心内病变，可以诊断为呼吸衰竭。

4. 慢性喘息性支气管炎的诊断

（1）患者具有感染因素，例如发烧、头痛、头晕，并可能伴有喘息、呼吸急促和其他呼吸困难症状。

（2）双肺听诊肺部可闻及不同程度的喘息声，并伴有大量湿啰音，这些湿啰音随着患者的咳嗽和痰液症状而消失。

（3）肺部的 X 射线或 CT 图像显示双侧肺纹理增粗等表现。

5. 老年喘证病情评估方法

（1）肺功能检查：评估患者肺功能情况。

（2）血气分析、胸部 CT 检查。

（3）6 分钟步行距离试验（6MWD）。

（4）生活质量评估量表。

6. 呼吸困难评分（MMRC）标准（见表 1）

表 1 MMRC 标准

0 级	除非剧烈活动，无明显呼吸困难
1 级	当快走或上缓坡时有气短
2 级	由于呼吸困难比同龄人步行得慢，或者自己的速度在平地行走时需要停下来呼吸

续上表

3级	在平地上步行100米或数分钟后需要停下来呼吸
4级	明显的呼吸困难而不能离开房屋或者穿脱衣服时气短

7. 慢性阻塞性肺疾病（CAT）评分（见表2）

表2 CAT评分

1. 我从不咳嗽 0 1 2 3 4 5 我一直咳嗽

2. 我一点痰也没有 0 1 2 3 4 5 我有很多很多痰

3. 我没有任何胸闷的感觉 0 1 2 3 4 5 我有严重的胸闷感觉

4. 当我爬坡或上一层楼梯时，没有气喘的感觉 0 1 2 3 4 5 当我爬坡或上一层楼梯时，感觉非常喘且喘不过气

5. 我在家里的任何活动都不受COPD的影响 0 1 2 3 4 5 我在家里的任何活动都受COPD的影响

6. 每当我想外出时，我就能外出 0 1 2 3 4 5 因为我患有COPD，所以我从来没有外出过

7. 我的睡眠非常好 0 1 2 3 4 5 由于我患有COPD，我的睡眠非常不好

8. 我精力旺盛 0 1 2 3 4 5 我一点精力都没有

患者根据自身情况独自完成CAT问卷，对上述8个项目做出相应的评分（0～5分），总分为单项评分之和，分值范围为0～40分。CAT分值与病情的严重程度的关联性："轻微影响"分值范围为0～10分；"中等影响"分值范围为11～20分；"严重影响"分值范围为21～30分；"非常严重影响"分值范围为31～40分。

六、常见共病评估方法

建议在诊断老年喘证的同时，应完成包括老年综合评估的内容，以更好地对老年喘证进行个体化管理。常见老年综合征及其评估简述如下。

（一）老年人生活能力评估

老年人生活能力评估包括BADL和IADL。BADL临床最常用的评估方法是Barthel指数，而IADL多采用Lawton IADLs指数量表。

（二）衰弱

衰弱常用评估工具是Fried标准，包括5项内容，符合5项内容的3项及以上即为衰弱，符合1项或2项表现的为衰弱前期。

（三）痴呆与认知障碍

痴呆与认知障碍推荐认知障碍评估工具：①MMSE。②简易认知评估量表（Mini - cog）测试，其优点是简单快速。

（四）焦虑与抑郁

焦虑与抑郁推荐应用 GAD - 7 和抑郁症筛查量表（PHQ - 9）。

（五）营养不良

老年心衰住院患者均应进行营养风险评估，评估工具可用 MNA - SF、NRS2002 等。

（六）多重用药

对老年喘证患者要定期回访调整用药情况，避免潜在不合理药物，参照 Beers 标准第 3 版。

七、中医证治

辨证选择口服中药汤剂、中成药或静脉使用中药注射剂，但需根据具体症状调整。

（一）风寒闭肺证

症状：受凉后出现头痛、身痛，发热畏寒，咳嗽，气急，喉中痰声漉漉，痰色白清稀，胸闷气憋。

舌脉：舌质淡，苔薄白，脉滑，脉浮紧或弦紧。

治法：散寒解表，宣肺平喘。

处方：荆防败毒散、杏苏散加减。荆芥、防风、羌活、独活、柴胡、前胡、枳壳、茯苓、桔梗、川芎、干姜、细辛等。

备选方：若伴见外寒内饮证可选用小青龙汤加减或越脾汤加减。麻黄、桂枝、细辛、干姜、制半夏、白芍、五味子、炙甘草等。

中成药：射麻止喘液、三拗片等。

（二）痰热阻肺证

症状：咳嗽，咯痰黄黏，咯痰不利，呼吸息粗气憋，胸闷或痛，心烦失眠，口渴欲饮。

舌脉：舌质红，苔黄或厚，脉弦滑数。

治法：清肺泄热，化痰止咳。

处方：苇茎汤加减或清金化痰汤加减。苇茎、薏苡仁、桃仁、冬瓜仁、黄芩、栀子、浙贝母、桑白皮、橘红、茯苓、桔梗、甘草等。

中成药：清肝润肺止咳露、复方川贝止咳露等，痰热清、热毒宁注射液等。

（三）痰浊壅肺证

症状：咳嗽喘息，咯唾痰涎，量多色灰白，胸胁膨满，气短，不得平卧，心胸憋闷。

舌脉：舌淡红，苔白腻，脉弦滑。

治法：化痰宣肺，降浊平喘。

处方：二陈汤合三子养亲汤加减。法半夏、茯苓、陈皮、苏子、白芥子、莱菔子、葶苈子、橘红等。

备选方：苓桂术甘汤加减。

中成药：肺康颗粒、苏子降气丸等。

（四）阳虚水泛证

症状：面浮足肿，腹满尿少，心悸喘咳不得卧，咳清稀痰，形寒怕冷，气短动则甚，面唇青紫。

舌脉：舌胖质暗，苔白滑，脉沉细数或结代。

治法：益气温阳，健脾利水。

处方：真武汤加减。淡附片、茯苓、白术、白芍、生姜、五味子、细辛等。

备选方：五苓散加减。

中成药：①喘可治针，2～4 mL，肌注，每日 1 次。②5% GS250 mL + 参附针 20～60 mL，静脉注射，每日 1 次；参芪扶正注射液 250 mL，静脉注射，每日 1 次。

（五）气阴不足证

症状：咳嗽咯痰白黏量少，胸闷，呼吸气短，纳差，乏力，易出汗。

舌脉：舌质淡，苔白，脉沉细或弦细。

治法：益气养阴，补肺健脾。

处方：生脉散加减。人参、麦冬、五味子、杏仁、浙贝、黄芪、山药、沙参等。

备选方：参苓白术散加减。

中成药：①5% GS250 mL + 参麦针 50 mL，静脉注射，每日 1 次。②5% GS250 mL + 生脉针 50 mL，静脉注射，每日 1 次。

（六）肺肾两虚证

症状：胸满气短，语声低怯，动则气喘，或见面色晦暗，或见面目浮肿。

舌脉：舌质淡，苔白，脉沉细。

治法：补肺益肾，止咳平喘。

处方：平喘固本汤或苏子降气汤加减。紫苏子、半夏、当归、甘草、前胡、厚朴、肉桂、紫河车等。

备选方：肾阳虚者可加附子、鹿角胶、补骨脂、钟乳石。

中成药：①苏子降气丸。②百令胶囊 3 ~ 5 粒，一日 3 次。③喘可治针，2 ~ 4 mL，肌注，每日 1 次。

八、中医预防

（1）保持室内空气新鲜流通，温湿度适宜。指导患者戒烟，室内勿放鲜花等可能引起过敏的物品，避免花粉及刺激性气体的吸入。

（2）在寒冷的季节或气候转变时应及时增减衣物，勿汗出当风，在呼吸道传染病流行期间，尽量避免去人群密集的公共场所，避免感受外邪诱发或加重病情。

（3）劳逸结合，起居有常，保证充足的休息和睡眠，病情加重时应减少活动量。

（4）经常做深呼吸，腹式呼吸和缩唇呼气联合应用，提高肺活量，改善呼吸功能。

（5）自我保健锻炼。①步行：每日步行 500 ~ 1 500 米，运动量由小到大。开始时，可用自己习惯的中速步行，之后可采用中速—快速—慢速的程序步行。②按摩保健穴位：经常按摩睛明、迎香、颊车、合谷、内关、足三里、肾俞、三阴交等穴。③足底按摩：取肾、输尿管、膀胱、肺、喉、气管、肾上腺等反射区，每个反射区按摩 3 分钟，每日 3 次。④叩齿保健：指导患者叩齿，每日早晚各 1 次，每次 3 分钟左右。叩齿时可用双手指有节律地搓双侧耳孔，提拉双耳郭直到发热为止。⑤传统养生操：可选择五禽戏、太极拳或八段锦，每周进行 3 次以上，每次 15 分钟。

九、中医康复

（一）针刺治疗

疏风解表，取风池、列缺、外关等穴；清热解表，取风池、大椎、曲池、合谷等穴；平喘取定喘、大椎、天突、肺腧等穴；化痰取丰隆、鱼际等穴；胸闷取内关、膻中等穴。

可选用针刺手法针疗仪刺激20分钟，每日1~2次。

（二）穴位贴敷

外寒内饮证、痰浊壅肺证可选用穴位敷贴：将白芥子、椒目各等份，全蝎适量共研末，用姜汁调拌后，掺入冰片适量，外敷双侧肺俞、膏肓俞、四花穴、膻中穴，以皮肤灼痛难忍、发疱、溃烂为度。每日1次。对皮肤过敏者慎用。

（三）康复治疗

呼吸肌锻炼（缩唇呼吸、腹式呼吸）、呼吸体操、太极拳、气功导引、饮食疗法、心理健康指导等。

十、中医护理

（一）生活

保持室内空气新鲜、温湿度适宜，温度保持在18~22 ℃，湿度控制在50%~60%。减少环境的不良刺激，避免寒冷或干燥空气、烟尘、花粉及刺激性气体等。

密切观察生命体征变化，遵医嘱给予吸氧，一般给予鼻导管、低流量、低浓度持续给氧，1~2 L/min，可根据血气分析结果调整吸氧的方式和浓度，以免引起二氧化碳潴留，氧疗时间每天不少于15小时。

根据喘息气短的程度及伴随症状，取适宜体位，如高枕卧位、半卧位或端坐位，必要时安置床上桌，以利患者休息；鼓励患者缓慢深呼吸，以减缓呼吸困难。

密切观察患者喘息气短的程度、持续时间及有无短期内突然加重的征象，评价缺氧的程度。观察有无皮肤红润、温暖多汗、眼球结膜充血、搏动性头痛等二氧化碳潴留的表现。

指导患者进行呼吸功能锻炼，常用的锻炼方式有缩唇呼吸、腹式呼吸、呼吸康复操等。

每日清洁口腔2次，保持口腔卫生，有助于预防口腔感染，增进食欲。

加强气道湿化，痰液黏稠时多饮水，在心肾功能正常的情况下，每天饮水1 500 mL以上，必要时遵医嘱行雾化吸入，痰液黏稠且无力咳出者可行机械吸痰。协助患者翻身拍背，指导患者掌握有效咳嗽、咳痰及深呼吸的方法。

（二）饮食

饮食以高热量、高蛋白和高维生素为宜，并补充适量无机盐，同时避免摄入过多碳水化合物及易产气的食物。多吃绿叶蔬菜及水果，食物烹饪以蒸、煮为宜，食物宜软烂，以利于消化吸收，同时忌辛辣、肥腻、过甜、过咸及煎炸之品。

痰浊壅肺证者宜进食清肺化痰、理气止咳的食物，如雪梨银耳百合汤等。

肺气郁闭证者宜进食开郁宣肺、降气平喘的食物，如杏仁粥、萝卜生姜汁等。

痰热阻肺证者宜进食清肺泄热、化痰止咳的食物，如南杏仁、猪肺汤等。

（三）情志

喘证缠绵难愈，患者精神负担较重，常易出现焦虑、抑郁等情绪，家属应多与患者沟通，了解其心理状态，及时予以心理疏导。医者应主动介绍疾病知识，使患者了解引起肺胀病的原因和转归，指导排痰和锻炼呼吸功能，鼓励患者积极防治，消除消极悲观及焦虑的情绪，克服对疾病的恐惧心理，改善其治疗依从性。鼓励病友间多沟通交流防治疾病的经验，指导患者学会自我排解烦恼及忧愁，通过适当运动，欣赏音乐、书法、绘画等移情易性，保持乐观开朗的情绪，避免忧思恼怒对人体的不利影响。鼓励家属多陪伴患者，给予患者情感支持，增强其治疗疾病的信心。

参考文献

［1］WANG C, XU J, YANG L, et al. Prevalence and risk factors of chronic obstructive pulmonary disease in China [the China Pulmonary Health (CPH) study]: anational cross-sectional study [J]. The Lancet, 2018, 391 (10131): 1706 - 1717.

［2］《慢性阻塞性肺疾病诊治指南（2021年修订版）》诊断要点［J］. 实用心脑肺血管病杂志，2021，29（6）：134.

老年颤病（帕金森病）中医诊疗方案

一、概述

帕金森病（PD）是一种常见的中老年神经系统退行性疾病，主要以黑质多巴胺能神经元进行性退变和路易小体形成的病理变化，纹状体区多巴胺递质降低、多巴胺与乙酰胆碱递质失平衡的生化改变，以震颤、肌强直、动作迟缓、姿势平衡障碍的运动症状和睡眠障碍、嗅觉障碍、自主神经功能障碍、认知和精神障碍等非运动症状的临床表现为显著特征。近年的调查数据表明：中国65岁以上的老年人PD患病率为1.7%，其中大约一半患者发展为严重的残疾，对家庭及社会造成巨大的负担[1]。根据2021年流行病学研究发现，中国PD的年龄标准化发病率已达到245.7例/10万人，自1990年至2021年，患病率增长了167.8%。预测到2050年，中国PD的患者将达到1 050万人，居全球首位。总体来看，人口老龄化成为推动PD新发病例和总患者数上升的主要原因，同时也是PD相关死亡增加的关键因素。

二、源流

中医学古籍文献记载中并无帕金森病的病名，但是类似于帕金森症状散见于各类医书，其相关记载最早可追溯至《内经》，如“转摇不能”“其病摇动”“掉振鼓栗”等描述，所谓“掉”“振”“摇”，多为震颤之意。明代，王肯堂《证治准绳》云“颤，摇也；振，动也”，首次提出“颤振”病名。其后，清代张璐在《张氏医通》中系统总结前人的经验和论述后，对“颤病”进行整理，形成了较为系统的认识。近年来，随着我国人口老龄化趋势加剧，现代医家将表现为震颤等症状的一类疾病统一命名为“老年颤证”[2]，并逐渐形成了较为成熟的诊疗体系。越来越多临床研究表明，在西医常规治疗基础上联用中医药治疗PD的疗效显著，尤其在改善非运动症状、提高生存质量、增加活动耐量等方面具有独特优势。为便于中医老年医学工作者的临床实践应用，笔者撰写老年颤病中医诊疗方案，以规范中医药在老年颤病（PD）中的辨证论治，更好地指导临床诊疗工作。

三、病因病机

老年颤病病位在脑髓，多因年老体衰、脑髓失充、脏腑功能失调，导致肝肾阴虚、气血亏虚、阳气虚衰，兼杂风、痰、瘀而致强直、少动、肢体颤动。

基本病机为肝风内动，筋脉失养。“肝主身之筋膜”（《素问·痿论篇》），为风木之脏，肝风内动，则筋脉不能任持自主，随风而动，牵动肢体及头颈颤抖摇动。其中又有气血亏虚，筋脉失养，虚风内动；肝肾阴虚，肝阳上亢，风阳侵扰，筋脉失养；痰瘀阻窍，痰瘀互结，脑窍不通，筋脉失养；阳气虚衰，失于温煦，筋脉失用等不同病机。

病理性质总属本虚标实。本为气血阴阳亏虚，其中以阴津精血亏虚为主；标为风、火、痰、瘀为患。标本之间密切联系，风、火、痰、瘀可因虚而生，诸邪又进一步耗伤阴津气血。

四、辨证要点

老年颤病多虚实夹杂，所以临证时首先应判别虚实。虚者为气血、阴阳亏虚；实者为风、火、痰、瘀。以本虚为主者，当滋阴、温阳、益气、养血；以标实为主者，当息风、泻火、化痰、祛瘀。其次应明脏腑，病在脾、肝、肾，治疗当益脾、平肝、补肾。最后应顾及兼证，本病常伴有不知香臭、便秘、失眠等，治疗应兼顾开鼻窍、通腑、安神等。

五、诊断及病情评估手段

（一）老年颤病诊断

（1）主证：少动、肢体拘痉、头或肢体震颤，颈背僵直。

（2）兼证：表情呆板、头胸前倾、言语謇涩、上肢协调不能、皮脂外溢、口角流涎、大便秘结、嗅觉减退、智能减退或精神障碍。

（3）60岁以后发病。

（4）一般呈隐袭起病，逐渐加重，不能自行缓解。

（二）帕金森病诊断

参照《中国帕金森病的诊断标准（2016 年版）》[2]。

（三）老年颤病的病情评估手段

国际运动障碍学会统一帕金森病评定量表（MDS－UPDRS）和改良 Hoehn－Yahr 分级法。

六、常见共病评估方法

建议在诊断老年颤病的同时，应完成包括老年综合评估的内容，以便更好地对老年颤病进行个体化管理。常见老年综合征及其评估内容如下。

（1）日常生活活动能力评定：帕金森病患者生活质量量表（PDQ－39）、改良 Barthel 指数（MBI）。

（2）平衡功能评定：Berg 平衡量表（BBS）。

（3）吞咽功能评定：洼田饮水试验。

（4）认知功能评定：MMSE、蒙特利尔认知评估量表（MoCA）。

（5）情绪评定：汉密尔顿焦虑量表（HAMA）、汉密尔顿抑郁量表（HAMD）。

（6）睡眠评估：匹兹堡睡眠质量指数（PSQI）。

（7）虚弱评估：帕金森疲劳量表（PFS－16）。

七、中医证治[3-4]

（一）肝肾阴虚，虚风内动

主症：表情呆板，肢体拘痉，少动，肢体震颤，眩晕耳鸣，易激动。

次症：口苦而干，流涎，尿赤，大便干。

舌脉：舌质红，苔少，脉弦。

治法：滋阴潜阳，育阴息风。

处方：滋阴息风汤加减（《医醇剩义》）。熟地黄、山茱萸、白芍、天冬、天麻、钩藤、醋龟板（先煎）、乌梅、炙甘草。

备选方：若风阳突出，可选天麻钩藤饮；若肝火偏盛，加龙胆草、夏枯草；痰多者，加天竺黄、白芥子；心烦失眠者，合酸枣仁汤；颤动不止者，加僵蚕、全蝎。

中成药：天麻钩藤颗粒、复方苁蓉益智胶囊等。

外治法：平补平泻法，针刺取三阴交、复溜、太溪、肝俞、肾俞穴。耳针取皮质下、交感、肝、肾、心穴。艾灸取三阴交、气海、关元、肝俞、肾俞穴。

（二）气血亏虚，风阳内动

主症：表情呆板，倦怠乏力，动作迟缓，头摇肢颤，面色㿠白，纳少。

舌脉：舌体胖大，舌质淡红，舌苔薄白，脉沉濡或沉细弱。

治法：益气养血补肝，舒筋止颤。

处方：八珍汤。当归、白芍、熟地黄、党参、白术、茯苓、黄芪、天麻、炙甘草。

备用方：血虚心神失养，心悸、失眠、健忘者，加炒枣仁、柏子仁；疼痛麻木者，加鸡血藤、丹参、桃仁、红花；胸闷脘痞者，加半夏、白芥子、胆南星；食少纳呆者，加砂仁、炒谷芽、炒麦芽、焦神曲；肢体震颤明显者，加珍珠母、生龙骨。

中成药：归脾丸等。

外治法：平补平泻法，针刺取百会、四神聪、足三里、气海、合谷、血海穴。耳针取肝、脾、胃、交感、皮质下穴。艾灸取足三里、血海、肝俞、脾俞、三阴交穴。

（三）阳气虚衰，元阳耗竭

主症：表情呆板，行动困难，头摇肢颤，筋脉拘挛，畏寒肢冷，四肢麻木，自汗，小便清长或自遗，大便溏。

舌脉：舌质淡或淡暗，苔薄白，脉沉迟无力。

治法：补肾助阳，温煦筋脉。

处方：地黄饮子。熟地、山萸肉、菖蒲、远志、肉苁蓉、巴戟、肉桂、炮附片（先煎）、麦冬、石斛、茯苓。

备用方：大便稀溏者，加肉豆蔻、补骨脂；阳虚微较甚者，合用真武汤；心悸者，加远志、柏子仁；肢体震颤明显者，加龟板、珍珠母；大便不通者，加火麻仁、胡桃仁、大黄。

外治法：补法，针刺取膻中、关元、命门、足三里穴。耳针取肝、肾、交感、皮质下、三焦穴。艾灸取关元、命门、足三里、大椎穴。

（四）痰瘀阻窍，风阳内动

主症：表情呆板、行动缓慢，头摇肢震，头晕目眩，肢麻身痛、胸脘痞闷，口黏流涎。

舌脉：舌质暗，或舌底脉络曲张，或舌体胖大有齿痕，苔白厚或腻，脉弦滑或涩。

治法：化痰祛瘀，息风止颤。

处方：涤痰汤合通窍活血汤。法半夏、茯苓、陈皮、制南星、枳壳、川芎、当归、红花、桃仁、甘草。

备用方：痰多者，加白芥子、莱菔子；痰浊化热、心烦易怒者，加郁金、天竺黄；胸闷脘痞者，加瓜蒌皮、厚朴；肢麻震颤明显者，加全蝎、僵蚕、珍珠母；肢麻身痛者，加地龙、络石藤、宽筋藤；大便秘结者，加火麻仁、大黄。

外治法：泻法，针刺取百会、四神聪、风池、丰隆、阴陵泉、中脘、阳陵泉穴。耳针取交感、皮质下、胃、心、脾、三焦穴。艾灸取中脘、阴陵泉、阳陵泉穴。

八、中医预防

按照未病先防、既病防变的原则制定。

（一）未病先防

首先养成良好的生活方式，保持大便通畅，合理膳食。其次积极进行脑力和体力锻炼，如演讲、下棋、步行、八段锦等，预防脑部疾病。

（二）既病防变

此阶段以原发疾病为主，临床应在原发病辨治的基础上积极综合治疗，减缓本病的进展。

九、中医康复

（一）运动康复

通过八段锦、太极、易筋经、五禽戏等自身形体活动，对肢体关节进行拉伸延展，结合呼吸吐纳、心理调节，可以达到强身健体、颐养性情、定志安神、提高免疫力的作用。可视个人体力情况和病情，选择合适的锻炼方式，每日锻炼 2 ~4 次，每次 20 ~30 分钟，可配合五行音乐同时进行，至全身微微出汗为度。根据病情好转程度适当增加活动量，改善全身血液循环，增强机体免疫力，鼓励患者每日至少活动锻炼 1 小时。

（二）膏方

老年颤病患者，天癸衰，脾胃损，乙癸同源，亦出现肾水不足不能濡养肝木，故可做以下膏方：以熟地黄、酒山茱萸、天麻、知母、黄柏、怀牛膝调补肝肾；心主神明，肝主情志，病久患者多出现情志不畅，以煅珍珠母、五味子、制远志、牡丹皮清心经热，养心安神，其中煅珍珠母、牡丹皮亦有疏肝之功；人参、白术、黄芪、茯苓、炒薏苡仁有健脾祛湿之功；清半夏、陈皮有理气祛湿之功；当归、白芍药、鸡血藤、忍冬藤补血养血以濡养筋脉。诸药合用，共奏补虚祛邪之效。炒鸡内金、紫苏梗、炒谷芽、炒麦芽运脾开胃理气，有助于药物吸收，取龟板胶、蜂蜜适量收膏，有补益肾阴、健脾养血之功。

（三）药膳

（1）平肝饮。将龟甲 20 g，牡蛎 20 g，鳖甲 20 g 洗净，打碎，放入锅中，加水煮开，再加熟地黄 10 g，枸杞子 5 g 煮 30 ~40 分钟即可。此药膳具有滋阴、潜阳、息风之功效，适用于阴虚风动的患者。

（2）天麻饮。将天麻 10 g，竹茹 10 g，玫瑰花 10 g 用清水洗净煎煮，煮沸 30 分钟后去渣取汁饮用即可。此药膳具有化痰、活血、息风之功效，适用于痰瘀动风的患者。

（3）人参鸡汤。将鲜母鸡 1 只（约 1 500 g）洗净，生晒参 20 g，黄芪 30 g，生姜 3 片，放入砂锅，注入 2 L 山泉水，大火烧开，改文火煲 2 小时，加入食盐即成。此药膳具有补益气血之功效，适用于气血亏虚的患者。

（4）天麻鱼头汤。将鲜鱼头（鳙鱼）1 个，天麻 10 g，熟地黄 10 g，肉苁蓉 10 g，黄芪 20 g，当归 5 g，生姜 3 片，放入砂锅，注入 1 L 山泉水，大火烧开，改文火煲 1 小时，加入食盐即成。此药膳具有益气温阳、补虚息风之功效，适用于阳气亏虚的患者。

（四）中医外治法

针灸根据临床辨证进行选穴配穴，可针刺、艾灸、按摩治疗等。

主穴：头部舞蹈震颤控制区、运动区取风池、合谷、太冲、四神聪穴。

随证选穴：肝肾阴虚证取三阴交、复溜、阴陵泉穴；气血亏虚证取内关、足三里、三阴交穴；阳气亏虚证取肾俞、关元、气海穴；痰瘀阻窍证取百合、丰隆、血海穴。

十、中医护理

（一）饮食调护

患者应以高热量、高维生素、高纤维素、低盐、低脂、适量优质蛋白及易消化饮食为主。多吃新鲜蔬菜、水果，多食瓜子、杏仁、芝麻等，多饮绿茶。忌食辛辣刺激食品，忌肥甘厚腻之品，忌烟酒。还应少量多餐，给予易咀嚼消化的食物，如稀粥、面片、蒸蛋等食物。对进食困难患者，特别是饮水呛咳的帕金森病患者，要及时鼻饲饮食，防止误吸。

（二）起居调护

随着患者病情的发展，会逐渐累及运动功能，导致运动障碍，如摔跤，甚至还会发生骨折等损伤。所以患者及家属要格外小心，避免摔跤。平衡性差者应有适合的助行器与专人护理，防止跌伤。

帕金森病患者由于免疫功能低下，会经常发生感冒、肺炎、胃肠炎、尿道炎等症。一定要加强护理，预防各种感染的发生。

（三）情志调护

患者在情绪紧张、激动或窘迫的情况下肢体震颤加重，情绪平静时减轻。家属与医者一定要给予患者充分的关心和爱护，主动与患者沟通，为他们营造愉快的生活氛围，重视心理疏导、安抚、陪伴和鼓励，帮助患者树立信心。

参考文献

[1] 中医老年颤证诊断和疗效评定标准（试行）[J]. 山东中医学院学报，1992（6）：55.

[2] 中华医学会神经病学分会帕金森病及运动障碍学组，中国医师协会神经内科医师分会帕金森病及运动障碍专业. 中国帕金森病的诊断标准（2016年版）[J]. 中华神经科杂志，2016，49（4）：268－271.

[3] 中华中医药学会. 中医内科临床诊疗指南：第一册 [M]. 北京：中国中医药出版社，2020.

[4] 雒晓东，李哲，朱美玲，等. 帕金森病（颤拘病）中医临床诊疗专家共识 [J]. 中医杂志，2021，62（23）：2109－2116.

老年痴呆中医诊疗方案

一、概述

老年痴呆多见于老年前期或老年期，且大约80%以上的患者为阿尔茨海默型痴呆、血管性痴呆，临床症状表现为认知功能障碍。有关统计数据资料显示，近年来，我国的老年痴呆患病人数呈现出逐年递增趋势，其中65岁及以上的老年人群体中有5%～8%的患病率，80岁及以上的老年人患病率更是高达20%以上，故而应引起人们的广泛关注[1]。目前老年痴呆在高致死疾病中排名第四位[2]，是社会棘手的问题。

二、源流

中医学没有老年痴呆的明确诊断，而是将老年痴呆描述为呆病、文痴、不慧、善忘等。“痴呆”作为一种疾患描述，最早在先秦时期就有记载，《左传》曰：“周子有兄而无慧，不能辨菽麦，故不可立”。中医学认为，人至暮年，脏腑渐衰，推动力减弱，痰瘀阻滞，脑窍失灵都可能导致老年痴呆症的发生。《左传》曰：“不慧，盖世所谓白痴”[3]。到目前为止，现代医学对老年痴呆的发病机制尚不明确，目前医疗水平难以阻止老年痴呆的进一步发展，且由于较高的医疗成本及患者众多，家庭及社会均受其累，由此迫切需要中医提供辅助治疗或良好的独立治疗。为便于中医老年医学工作者的临床实践应用，笔者撰写了老年呆证中医诊疗方案，以规范中医药在老年痴呆（如阿尔茨海默病、血管性痴呆）中的辨证论治，更好地指导临床诊疗工作。

三、病因病机

老年痴呆的病位在脑，其发病与五脏相关，特别是肾、脾、心、肝四脏。在六腑中与三焦及胆有密切关系，亦同奇恒之腑有关。年高正气亏虚及七情所伤、情志失调是本病的重要病因，主要病机为精、气、血亏损不足，使髓海失充，脑失所养及风、火、痰、瘀诸邪内阻，上扰清窍，清窍受蒙，终致神明失用，痴呆遂生。其病理性质是本虚标实，临床多见虚实夹杂证。

痴呆临床分期病机多不同，痴呆早期多表现为髓海不足、脾肾两虚、气血不足；痴呆中期多表现为痰浊蒙窍、瘀阻脑络、心肝火旺；痴呆晚期多表现为气血亏虚、痰瘀互结。

四、辨证要点

辨证当以虚实或脏腑失调为纲领，分清虚实，辨明主次。在治疗上虚者补之，实者泻之。解郁散结、补虚益损是其治疗大法。同时在用药上不可忽视血肉有情之品的应用。另外，移情易性，智力和功能训练与锻炼亦不可轻视。

五、诊断及病情评估手段

（一）老年痴呆症诊断

老年痴呆诊断参照由中国痴呆临床实践指南工作组开发并于2012年出版的《中国痴呆诊疗指南》规定的中医阿尔茨海默病（AD）诊断标准。主症有：①健忘呆钝。②沉默少言。③思维困乏。④智力障碍。⑤畏寒怯冷。⑥便溏溲清。⑦舌色瘀暗苔白滑。⑧脉弦细或沉弱无力。次症有：①抑郁淡漠。②多疑善虑。③语言错乱。④步态迟缓。⑤脑晕耳鸣。⑥面色青黑。具备主症①其他4项主症，或具备主症①、其他3项主症和2项次症可确诊。

（二）AD与血管性痴呆诊断标准

AD参考美国国家老年痴呆协会提出的《阿尔茨海默病诊断标准（2011修订版）》。血管性痴呆参照中华医学会神经病学分会提出的《血管性痴呆诊断标准（草案）》（2022年版）。

（三）病情评定量表

老年痴呆的病情评估手段可用MMSE、日常生活活动能力量表（ADL）、阿尔茨海默病理行为评定量表（BEHAVE-AD）。

六、常见共病评估方法

建议在诊断老年痴呆的同时，应完成包括老年综合评估的内容，以便更好地对老年痴呆进行个体化管理。常见老年综合征及其评估内容有以下几点。

（一）老年人生活能力评估

老年人生活能力评估包括BADL和IADL。BADL临床最常用的评估方法是Barthel指数，而IADL多采用Lawton IADLs指数量表。

（二）衰弱

衰弱常用评估工具是Fried标准。该标准包括5项内容，符合5项内容中的3项及以上即为衰弱，符合1项或2项表现的为衰弱前期。

（三）精神、心理状态评估

精神、心理状态评估可使用HAMA、HAMD。

（四）营养不良

目前临床上提倡应用系统评估法，结合多项营养指标评价患者的营养状况。系统评估法包括NRS2002、微型营养评价法（MNA）等。

（五）多重用药

多重用药的诊断标准目前尚未达成共识，当前临床应用最为广泛的标准通常是将应用5种及以上药品视为多重用药。推荐使用2015年美国老年医学会颁布的老年人潜在不恰当用药Beers标准和我国老年人潜在不恰当用药目录，评估老年人潜在不恰当用药。

（六）压疮危险评估

压疮危险评估的内容主要分为量表评估和皮肤状况评估两个方面。《压疮/

压力性损伤的预防和治疗：临床实践指南》[4] 推荐使用 Braden 量表作为压疮危险的量表评估和识别工具，它是全球应用广泛的压疮评估量表，可用于老年科。

七、中医证治[5-8]

（一）痴呆早期

1. 髓海不足

症状：脑转耳鸣，胫酸眩冒；动作缓慢，懈怠安卧；目昏眼花，发脱齿摇。

舌脉：舌质淡红，舌体瘦，脉沉细。

治法：滋补肝肾，生精养髓。

处方：七福饮加龟鹿二仙胶。人参、熟地、当归、炒白术、酸枣仁、制远志、龟板（先煎）、鹿角胶、枸杞子、炙甘草。

备选方：头晕耳鸣，毛发枯焦较甚者，加首乌、黄精；腰膝酸软明显者，加桑寄生、川断；心慌心悸，神思不敏，夜寐不安者，加枣仁、柏子仁、玉竹、茯神。

中成药：龟鹿二仙膏、左归丸、滋阴健脑片等。

2. 脾肾两虚

症状：食少纳呆，腹胀便溏；腰膝酸软，夜尿频多；畏寒肢冷，多虑易惊。

舌脉：舌胖齿痕，脉缓尺弱。

治法：温补脾肾，养元安神。

处方：还少丹。熟地黄、山药、牛膝、枸杞子、山茱萸、茯苓、杜仲、远志、五味子、楮实、小茴香、巴戟天、肉苁蓉、石菖蒲、红枣。

备选方：气虚明显者，症见气短乏力，自汗，倦怠，加黄芪、党参、陈皮；阳虚明显，面色㿠白，形寒肢冷者，加淫羊藿、补骨脂；阳虚及阴，症见颧红、舌淡红、脉沉细者，加黄精、制首乌、石斛；形体消瘦、骨肉痿弱，精血亏虚较甚者，加鹿角胶、龟甲胶。

中成药：右归丸等。

外治法：针灸取主穴如百会、四神聪、印堂、悬钟（双侧）；配穴取如脾俞（双侧）、肾俞（双侧）、太溪（双侧）、足三里（双侧）。

3. 气血不足

症状：神疲倦怠，少气懒言；淡漠退缩，多梦易惊；善愁健忘，心悸汗出。

舌脉：舌质淡，苔白，脉细无力。

治法：补益健脾，养血安神。

处方：归脾汤。白术、当归、白茯苓、炒黄芪、龙眼肉、远志、炒酸枣仁、木香、炙甘草、人参。

备选方：八珍汤。人参、白术、茯苓、甘草、当归、川芎、白芍、熟地。

中成药：补中益气丸。

外治法：针灸取主穴如印堂、百会、四神聪、悬钟；配穴取如气海、足三里（双侧）、血海（双侧）。

（二）痴呆中期

1. 痰浊蒙窍

症状：痰多体胖，无欲无语；抑郁淡漠，多梦早醒；亲疏不辨，洁秽不分。

舌脉：舌淡红，苔黏腻浊，脉弦而滑。

治法：化痰开窍，通阳扶正。

处方：洗心汤。人参、茯神、半夏、陈皮、神曲、附子、菖蒲、生枣仁、甘草。

备选方：脾虚明显者，重用党参，另加黄芪、山药、白术；嗳气、腹胀、纳呆者，加莱菔子、木香、枳壳；若时时泛吐痰涎，口淡无味舌苔厚腻较著者，加藿香、白蔻仁、厚朴、薏苡仁。

中成药：六君子丸、陈夏六君子丸。

外治法：针灸取主穴如百会、四神聪、印堂、悬钟（双侧）；配穴取如足三里（双侧）、中脘、丰隆（双侧）。

2. 瘀阻脑络

症状：反应迟钝，行走缓慢；妄思离奇，梦幻游离；偏瘫麻木，言蹇足软。

舌脉：舌质紫，舌体瘀斑，脉细而涩。

治法：活血化瘀，通窍醒神。

处方：通窍活血汤。桃仁、红花、赤芍、川芎、麝香（冲）、老葱、生姜、大枣、黄酒。

备选方：病久气血不足者，加当归、生地、党参、黄芪；久病瘀血化热，肝胃火逆，头痛、呕恶等症者，加钩藤、菊花、夏枯草、竹茹；肝郁气滞者，加柴胡、枳实、香附。

中成药：银杏叶片、银杏叶滴丸。

3. 心肝火旺

症状：急躁易怒，头痛耳鸣；妄闻妄见，谵语妄言；噩梦难寐，喊叫异动。

舌脉：舌质红或绛，脉弦而数。

治法：清肝泻火，安神定志。

处方：天麻钩藤饮。天麻、钩藤（后下）、石决明（先煎）、栀子、黄芩、川牛膝、杜仲、益母草、桑寄生、夜交藤、朱茯神。

备选方：肝郁化火者，加夏枯草、龙胆草、大黄、川楝子；兼有肝肾亏虚，水不涵木者，加枸杞、白芍、山萸肉。

中成药：丹栀逍遥丸。

外治法：针灸取主穴如百会、四神聪、印堂、悬钟（双侧）；配穴取如神门（双侧）、少冲（双侧）、行间（双侧）、太冲（双侧）。

（三）痴呆晚期

气血亏虚，痰瘀互结

症状：迷蒙昏睡，寤寐颠倒，激越攻击，谵语妄言，便溺失禁，肢体失用，躯体蜷缩，肢颤痫痉。

舌脉：舌苔厚腻，舌暗或有瘀斑。

治法：活血通络，补肾固元。

处方：遗忘双痊丹。莲子、芡实、菖蒲、柏子仁、酸枣仁、山茱萸、远志、当归、党参、山药、麦冬、五味子。

备选方：气虚明显者，加太子参、白术；瘀血较重者，加丹参、益母草、鸡血藤；脾虚湿重者，加茯苓、泽泻、白蔻仁。

中成药：人参养荣丸。

外治法：针灸取主穴如百会、四神聪、印堂、悬钟（双侧）；配穴取如三阴交（双侧）、血海（双侧）、足三里（双侧）、丰隆（双侧）。

八、中医预防

按照未病先防、既病防变的原则制定。

（一）未病先防

首先，养成良好的生活方式，保持大便通畅，合理膳食；其次，积极进行脑力和体力锻炼，如演讲、下棋、步行、八段锦等可预防脑部疾病。

（二）既病防变

此阶段以原发疾病为主，临床应在原发病辨治的基础上积极综合治疗，减缓本病的进展。

九、中医康复

对患者进行认知训练，训练内容如辅导患者识字、看书、画画、认人等，多给患者播放简单易懂的音乐和广播，让患者学会运用脑力，防止智力进一步退化。

对患者进行日常生活能力的训练，训练内容如鼓励患者自己穿衣吃饭、梳洗打扮及自己大小便等锻炼基础生活能力。

对患者进行拔罐护理，护理人员在患者的重要穴位，如心俞、脾俞、肾俞、肝俞、胃俞穴等进行拔罐治疗，同时根据患者自身情况给予走罐治疗，目的是疏通患者全身经络，有助于患者神志清醒，调理患者的脏腑。

（一）运动康复

通过八段锦、太极、易筋经、五禽戏等自身形体活动，对肢体关节进行拉伸延展，结合呼吸吐纳，心理调节，以达到强身健体、颐养性情、定志安神、提高免疫力的作用。还可视个人体力情况和病情，根据自身体质选择合适的锻炼次数与时间，如每日锻炼2～4次，每次20～30分钟，配合五行音乐同时进行，至全身微微汗出为度。根据病情好转程度适当增加活动量，可改善全身血液循环，增强机体免疫力，家属还可鼓励患者每日至少锻炼1小时。除此之外，定期进行推拿按摩和针刺治疗，可疏通经络、益气健脾，防止患者出现关节肌肉痉挛的现象，还可帮助患者醒脑开窍。

（二）药膳

（1）养老益气方：牛乳500 mL，荜拨末30 g，给水300 mL，合乳煎取200 mL，以瓷瓶盛装，每于食前暖一小杯服之。适用于头昏、气短、乏力，精神萎靡不振的老年痴呆患者。

（2）黄芪膏：黄芪30 g，净蜂蜜60 g，甘草10 g轧成细末，生山药20 g轧成细末，鲜茅根20 g。先将黄芪、鲜茅根共煎10余分钟，煮沸去渣，澄取清汁2杯，调入甘草粉、生山药末同煎，煮时以筷搅之，勿令二药末沉锅底，一沸其膏即成，再调入净蜂蜜，令微似沸，分3次温热服下，2日内服完1剂，如此服之，久服有效。适用于脾虚或气虚所致痰湿型的老年痴呆患者。

（3）天麻猪脑羹：猪脑 1 个，天麻 10 g。将猪脑、天麻放入锅内，加水适量，以文火煮炖 1 小时成稠羹汤，喝汤吃猪脑，可常服。适用于老年痴呆的肝肾虚损型患者。本羹有补脑髓、平肝阳、滋肝肾的作用，故凡因老年痴呆症而头目昏脑、失眠多梦、腰酸耳鸣者均可选本方服用。

（4）双耳莲心汤：银耳、黑木耳各 5 g，莲子心 2 g，冰糖 15 g。将银耳、黑木耳用清水泡开，去蒂，洗净，与莲子心一起放入碗内，加适量冰糖及水，放入蒸锅中蒸 1 小时，出锅放至温热即可食用。本品有养阴生津、清心润肺的作用，适用于老年痴呆症之肝肾阴虚所致，时有狂躁不安、少寐虚烦、五心烦热之狂躁患者。

十、中医护理

（一）生活调护

护理人员应及时监测患者的各项生理指标，包括体重变化、体温变化、心率及血压的变化，尽量避免意外发生。

（二）起居调护

（1）老年痴呆症病程较长，患者会出现认知障碍，因此患者病室应以安静、舒适、温馨为主。护理人员应定期对患者病房进行打扫，并定期进行消毒处理，保证病房的空气流通，使病房的湿度和温度都保持在合适的范围。

（2）根据患者的情况制订饮食计划，以高热量、低盐、低脂、高维生素和低胆固醇为主，尽量多吃绿色蔬菜。

（3）护理人员应严格按照医生的药方定时让患者用药。

（三）情志调护

在日常生活中应注意情绪的调节，患者应适当参加社交活动，保持愉悦的精神状态。

参考文献

［1］陈阳，郑柳明，韦英海．中医药治疗老年痴呆研究进展［J］．当代医学，2015，21（7）：8－9.

[2] 钟岩. 自拟补气活血汤治疗老年痴呆症的临床观察 [J]. 中西医结合心脑血管病杂志，2011，9 (4)：501－503.

[3] 吴林，伍媛，劳祎林，等. 近10年中医复方治疗老年性痴呆临床进展 [J]. 辽宁中医药大学学报，2021，23 (2)：8－11.

[4] 陈丽娟，孙林利，刘丽红，等. 2019版《压疮/压力性损伤的预防和治疗：临床实践指南》解读 [J]. 护理学杂志，2020，35 (13)：41－43，51.

[5] 艾民，张茂祥，于洋，等. 针灸治疗老年性痴呆研究进展 [J]. 中国老年学杂志，2019，39 (23)：5882－5885.

[6] 中华中医药学会. 中医神志病临床诊疗指南 [M]. 北京：中国中医药出版社，2015.

[7] 田金洲，时晶. 阿尔茨海默病的中医诊疗共识 [J]. 中国中西医结合杂志，2018，38 (5)：523－529.

[8] 余梅，吴琴瑛，林晓姝. 中医康复护理对老年痴呆患者生活自理能力和精神状况的影响 [J]. 中外医学研究，2018，16 (23)：112－113.

老年胃痛中医诊疗方案

一、概述

胃痛，又称胃脘痛，是外感邪气、内伤饮食情志、脏腑功能失调等导致气机郁滞，胃失所养，以上腹胃脘部近歧骨处疼痛为主症的病证。西医学中急性胃炎、慢性胃炎、胃溃疡、十二指肠溃疡、胃神经症、胃癌，以及部分肝、胆、胰疾病等见上腹部疼痛者均属于中医学胃痛范畴。老年人脏腑功能减退，阴阳渐衰，脾胃功能随之衰退，容易出现消化不良、脾胃失和等；老年人常见脾胃疾病有十二指肠溃疡、胃下垂、胃炎等，具有老年特征的脾胃疾病如胃炎与老年人胃酸分泌过少有直接关联，胃黏膜加快萎缩，影响正常受纳等。

流行病学调查显示，目前我国已接受消化内镜检查的人群中慢性胃炎的患病率高达90%。其中年龄大于60周岁的人群中，慢性萎缩性胃炎的患病率为20.66%，老年胃溃疡也逐渐常见[1]。此外，胃癌的患病人数也随着老龄化不断上升。

二、源流[2]

该病的确切描述始见于《内经》，《灵枢·邪气脏腑病形》指出："胃病者，腹胀，胃脘当心而痛。"首先提出胃痛的发生与肝、脾有关。《素问·六元正纪大论篇》说："木郁之发……故民病胃脘当心而痛。"《灵枢·经脉》说："脾足太阴之脉……入腹属脾络胃……是动则病舌本强，食则呕，胃脘痛，腹胀善噫，得后与气则快然如衰。"

唐宋以前文献多称胃脘痛为心痛，与属于心经本身病变的心痛相混。直至金元时期，李东垣《兰室秘藏》首立"胃脘痛"一门，将胃脘痛的证候、病因病机和治法与心痛明确区分，使胃痛成为独立的病证。此后，明清时期进一步澄清了心痛与胃痛相互混淆之论，提出了胃痛的治疗大法，丰富了胃痛的内容。如王肯堂《证治准绳·心痛胃脘痛》指出，要从辨证去理解和运用“通则不痛”之法：“夫通者不痛，理也。但通之之法，各有不同。调气以和血，调血以和气，通也；下逆者使之上行，中结者使之旁达，亦通也；虚者助之使通，寒者温之使通，无非通之之法也。”此为后世辨治胃痛奠定了基础。清代叶天士在胃痛治疗方面重视通阳化浊，滋养胃阴，注重调理气机，强调脾胃分治，同时对于久痛入络者重视活血化瘀通络。近代张锡纯、章次公等认识到本病与邪侵膜损有关。当代对胃痛有更全面的认识，中医宏观辨证结合消化内镜下微观辨病，在诊断、治疗方面更加成熟与完善，疗效大幅提高。

三、病因病机及特点

（一）病因

胃痛主要由外邪犯胃、饮食伤胃、情志不畅和脾胃素虚等，导致胃气郁滞，胃失和降而发生。老年胃痛以慢性为多，常反复发作，缠绵难愈，且往往并见于各种老年疾病中。老年胃痛的致病因素有以下三点。

1. 感受外邪

寒、热、湿诸邪侵袭，邪客于胃，皆可致胃脘气机阻滞，不通则痛。其中尤以寒邪为多，如《素问·举痛论篇》说：“寒气客于肠胃之间，膜原之下，血不能散，小络急引，故痛。”寒邪伤胃可引起胃气阻滞，胃失和降而发生胃痛，正所谓“不通则痛”。

2. 内伤饮食

饮食不节，或过饥过饱，损伤脾胃，胃气壅滞，致胃失和降，不通则痛。五味过极，辛辣无度，肥甘厚腻，饮酒如浆，则蕴湿生热，伤脾碍胃，气机壅滞。如《医学正传·胃脘痛》说：“致病之由，多由纵恣口腹，喜好辛酸，恣饮热酒煎煿，复餐寒凉生冷，朝伤暮损，日积月深……故胃脘疼痛。”宿食积滞胃脘，久则郁而化热，湿热相搏，阻遏中焦气机，气机升降失和，发为胃痛。

3. 情志失调

忧思恼怒，伤肝损脾，肝失疏泄，横逆犯胃，脾失健运，胃气阻滞，均致胃失和降，而发胃痛。如《沈氏尊生书·胃痛》所说：“胃痛，邪干胃脘病也……惟肝气相乘为尤甚，以木性暴，且正克也。”气滞日久或久痛入络，可致胃络血瘀。如《临证指南医案·胃脘痛》云："胃痛久而屡发，必有凝痰聚瘀。"肝气久郁，既可出现化火伤阴，又能导致瘀血内结，病情至此，则胃痛加重，每每缠绵难愈。

（二）病机

本病病位在胃，与肝、脾密切相关，基本病机为胃气郁滞，胃失和降，不通则痛。胃痛早期由外邪、饮食、情志所伤者，多为实证；后期常为脾胃虚弱，但往往虚实夹杂，如脾胃虚弱夹湿、夹瘀等。胃痛的病理因素主要有气滞、寒凝、热郁、湿阻、血瘀。胃痛的病理变化比较复杂，胃痛日久不愈，脾胃受损，可由实证转为虚证。若因寒而痛者，寒邪伤阳，脾阳不足，可成脾胃虚寒证；若因热而痛，邪热伤阴，胃阴不足，则致阴虚胃痛。虚证胃痛又易受邪，如脾胃虚寒者易受寒邪；脾胃气虚又可饮食停滞，出现虚实夹杂证。血瘀既可能是致病因素，也可能是病理产物。外邪客胃，气血逆乱，而致血瘀；瘀血阻络，不通则痛，又会进一步加重患者的病情。此外，胃痛还可以衍生变证，如胃热炽盛，迫血妄行，或瘀血阻滞，血不循经，或脾气虚弱，不能统血，而致便血、呕血。大量出血，可致气随血脱，危及生命。若脾胃运化失职，湿浊内生，郁而化热，火热内结，腑气不通，腹痛剧烈拒按，导致大汗淋漓，四肢厥逆的厥脱危证，或日久成瘀，气机壅塞，胃失和降，胃气上逆，致呕吐、反胃。若胃痛日久，痰瘀互结，壅塞胃脘，可形成噎膈。

（三）特点

其一，老年人多见气虚体质，卫气不充，腠理不固，易感外邪，外邪直中胃肠，气机阻滞，气血失衡，则见胃痛。其二，老年人脾胃运化功能减退，脾胃为仓廪之官，主受纳及运化水谷，若素体脾胃虚弱，运化失职，气机不畅，或中阳不足，中焦虚寒，失其温养而发生疼痛；若禀赋不足，后天失调，或饥饱失常，劳倦过度，以及久病正虚不复等，均能引起脾气虚弱，脾阳不足，则寒自内生，胃失温养，致虚寒胃痛。其三，老年人先天渐耗，脏腑亏损，气虚血行不畅，易于致瘀，正如《医林改错》所云，"元气既虚，必不能达，于血管，血管无气，必停留而瘀"，故老年人瘀血胃痛者居多，病程久长，时而反复，缠绵难愈。其四，老年人常因离开熟悉的工作和生活环境，或孱弱多病，孤独寂寞，不适应新环境，则容易引起情绪和身体上的失调。

四、辨证要点

（一）辨虚实

实者多剧痛，固定不移，拒按，脉盛；虚者多痛势徐缓，痛处不定，喜按，脉虚。

（二）辨寒热

胃痛遇寒则痛甚，得温则痛减，为寒证；胃脘灼痛，痛势急迫，遇热则痛甚，得寒则痛减，为热证。

（三）辨在气在血

一般初病在气，久病在血。在气者，有气滞、气虚之分。其中，气滞者，多见胀痛，或涉及两胁，或兼见恶心呕吐、嗳气频频，疼痛与情志因素显著相关；气虚者，指脾胃气虚，除见胃脘疼痛或空腹痛显外，兼见饮食减少、食后腹胀、大便溏薄、面色少华、舌淡脉弱等；在血者，疼痛部位固定不移，痛如针刺，舌质紫暗或有瘀斑，脉涩，或兼见呕血、便血。

（四）辨兼夹证

各证往往不是单独出现或一成不变的，而是互相转化和兼杂，如寒热错杂、虚中夹实、气血同病等。

五、诊断及病情评估方法

（一）诊断标准

上腹部近心窝处胃脘部发生疼痛。

（二）主要症状

不同程度和性质的胃脘部疼痛。

（三）次要症状

可兼有胃脘部胀满、胀闷、嗳气、吐酸、纳呆、胁胀、腹胀等。

（四）病情评估手段

1. 幽门螺旋杆菌（Hp）检查

Hp 是一种一般定殖于人体胃内的细菌，因其常生存于胃部及十二指肠而获名。慢性胃炎、消化性溃疡、胃癌等多种消化系统疾病的发生都与 Hp 感染有着密切关系。目前临床上可通过碳 13 - 尿素呼气试验、消化内镜下取胃黏膜送检等方法辅助明确诊断是否存在 Hp 感染。Hp 感染会导致胃痛、嗳气、泛酸、腹胀等症状的发生。[3]

2. 慢性疼痛评估

慢性疼痛一般指的是疼痛持续或反复发作 3 个月及以上，并伴有不愉快的感觉和情感上的体验，可伴有现存或潜在的组织伤害。一项研究报道，慢性疼痛时间超过 5 年的老年患者占观察总人数的 80.9%，老年胃痛多因慢性胃肠疾病引起，病程迁延，缠绵难愈，最终多发展为慢性疼痛，严重影响患者的生活。慢性疼痛的评估有助于慢性疼痛的管理，帮助患者缓解临床症状。常通过患者的面部表情及使用评估工具评估，常用的评估工具包含视觉模拟量表、数字评价量表、简易疼痛量表、整体疼痛评估量表以及 McGill 疼痛问卷等。图 1 为临床中目前最常用、可操作性比较强的评估方法——视觉模拟评分法（VAS）。

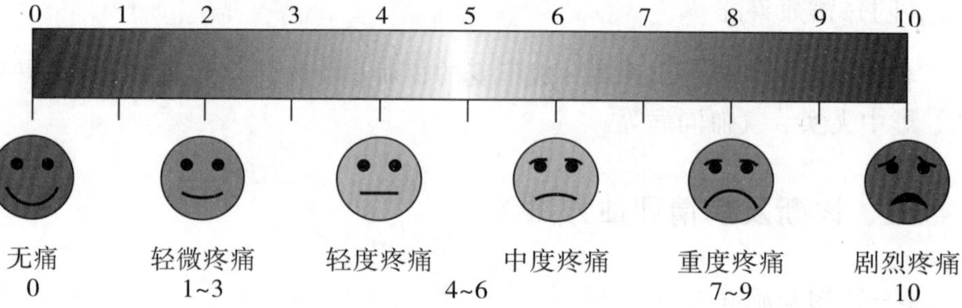

图 1 疼痛视觉模拟量图

六、常见共病评估方法

共病指的是同一患者患有一种疾病，同时存在或者又发生另一种或多种疾病。老年人群中慢性病患者占比较高，共病问题突出。共病状态可通过研究患者自我报告、医疗报告或特定数据库的数据来进行评估。老年患者胃痛可能是多种疾病共同导致的症状，如慢性胃炎、消化道溃疡、消化不良、消化道肿瘤等多种疾病共存。目前常用的共病状态评估方法有症状量表、疾病计数、查尔森共病指数（CCI）、CDS/RxRisk 模型、共存病指数（ICED）、老年共病指数（GIC）等。表 1 为胃肠道症状评定量表（GSRS），为临床评估提供参考。

表 1　胃肠道症状评定量表（GSRS）

过去 1 周是否有以下症状		评分						
		完全没有	稍微有	少量有	中等程度	较明显不适	比较严重	特别严重
1	上腹痛	1	2	3	4	5	6	7
2	胸部不适	1	2	3	4	5	6	7
3	反酸	1	2	3	4	5	6	7
4	饥饿痛	1	2	3	4	5	6	7
5	恶心	1	2	3	4	5	6	7
6	肠鸣音	1	2	3	4	5	6	7
7	腹胀	1	2	3	4	5	6	7
8	咽喉部不适	1	2	3	4	5	6	7
9	有口气	1	2	3	4	5	6	7
10	小便有异味	1	2	3	4	5	6	7
11	便秘	1	2	3	4	5	6	7
12	腹泻	1	2	3	4	5	6	7
13	大便稀	1	2	3	4	5	6	7
14	大便干结	1	2	3	4	5	6	7
15	有便意需立即排便	1	2	3	4	5	6	7
16	里急后重	1	2	3	4	5	6	7
合计								

七、中医证治[4-5]

参考《胃脘痛中医诊疗专家共识意见（2017）》及《慢性胃炎中医诊疗专家共识意见（2017）》。

（一）寒邪客胃证

症状：胃痛暴作，遇冷痛重，兼见畏寒、喜暖。

舌脉：舌质淡，苔白，脉弦紧。

治法：温胃散寒，理气止痛。

处方：良附丸（《良方集腋》）合香苏散（《太平惠民和剂局方》。高良姜、香附、紫苏、陈皮、炙甘草。

备选方：理中丸。恶寒、头痛者，加丁香、川芎；胃纳呆滞者，加神曲、鸡内金。

中成药：温胃舒胶囊。

外治法：①灸法取中脘、气海、神阙、足三里、脾俞、胃俞穴施行艾条灸或隔姜灸。②针刺取足三里、中脘、胃俞、脾俞、内关、梁门穴。

（二）饮食伤胃证

症状：胃胀痛拒按，嗳腐酸臭，兼见恶心欲吐、不思饮食、恶闻食嗅或大便或矢气酸臭。

舌脉：舌苔厚腻，脉弦滑。

治法：消食导滞，和胃止痛。

处方：保和丸（《丹溪心法》）或枳实导滞丸（《内外伤辨惑论》）。山楂、神曲、半夏、茯苓、陈皮、莱菔子、麦芽、枳实、大黄、黄芩、黄连、白术、泽泻。

备选方：脘腹胀甚者，加砂仁、槟榔；便闭者，加芒硝；胸满痞闷者，加紫苏叶、荆芥穗。

中成药：摩罗丹、香砂平胃颗粒、健胃消食口服液。

外治法：针刺取足三里、中脘、胃俞、脾俞、内关、上脘、膈俞穴。

（三）肝胃不和证

症状：胃脘胀满或疼痛、两胁胀满，兼见每因情志不畅而发作或加重、心烦、嗳气频作、善叹息。

舌脉：舌质淡红，苔薄白，脉弦。

治法：理气解郁，和胃止痛。

处方：柴胡疏肝散（《医学统旨》）。陈皮、柴胡、川芎、香附、枳壳、芍药、甘草。

备选方：嗳气频者，加沉香、旋覆花；反酸者，加海螵蛸、煅瓦楞子；脘胁胀满、便溏者，加党参、炒白术。

中成药：气滞胃痛颗粒、达利通颗粒、胃苏颗粒、东方胃药胶囊。

外治法：①针刺取足三里、梁丘、公孙、内关、中脘、期门、太冲穴。②推拿疗法，采用行气止痛治法，取中脘、天枢、肝俞、脾俞、胃俞、三焦俞、肩中俞、手三里、内关、合谷、足三里、气海等穴位以及胃脘部、背部、肩及胁部等部位，用一指禅推、按、揉、摩、拿、搓、擦等法进行推拿。

（四）脾胃湿热证

症状：脘腹痞满或疼痛、口干或口苦，兼见口干不欲饮、纳呆、恶心或呕吐、小便短黄。

舌脉：舌质红，苔黄厚腻，脉滑。

治法：清热化湿，理气和胃。

处方：连朴饮（《霍乱论》）。制厚朴、黄连、石菖蒲、制半夏、香豉、焦栀子、芦根。

备选方：恶心呕吐者，加竹茹、陈皮；纳呆食少者，加神曲、谷芽、麦芽；肢体困倦、舌苔白腻者，加薏苡仁、佩兰。

中成药：金胃泰胶囊、三九胃泰胶囊。

外治法：针刺取足三里、中脘、胃俞、脾俞、上脘、内关、膈俞穴。

（五）肝胃郁热

症状：胃脘灼痛、两胁胀闷或疼痛，兼见心烦易怒、反酸、口干、口苦、大便干燥。

舌脉：舌质红，苔黄，脉弦或弦数。

治法：清肝和胃。

处方：化肝煎（《景岳全书》）合左金丸（《丹溪心法》）。青皮、陈皮、白芍、牡丹皮、栀子、泽泻、浙贝母、黄连、吴茱萸。

备选方：反酸明显者，加乌贼骨、瓦楞子；胸闷胁胀者，可加柴胡、郁金。

中成药：达力通颗粒、三九胃泰颗粒、金胃泰胶囊。

外治法：①针刺取足三里、中脘、胃俞、脾俞、内关、天枢、丰隆穴。②推拿疗法，采用行气止痛治法，取中脘、天枢、肝俞、脾俞、胃俞、三焦俞、肩中俞、手三里、内关、合谷、足三里、气海等穴位以及胃脘部、背部、肩及胁部等部位，用一指禅推、按、揉、摩、拿、搓、擦等法进行推拿。

（六）寒热错杂证

症状：胃脘胀满疼痛，遇冷加重，口干或口苦，兼见纳呆、嘈杂、恶心或呕吐、肠鸣、便溏。

舌脉：舌质淡，苔黄，脉弦细滑。

治法：辛开苦降，和胃开痞。

处方：半夏泻心汤（《伤寒论》）。半夏、黄芩、干姜、人参、炙甘草、黄连、大枣。

备选方：湿重、口黏较甚者，加薏苡仁、佩兰；脘胁胀满者，加佛手、香橼。

中成药：荆花胃康胶丸、延参健胃胶囊。

外治法：针刺取足三里、梁丘、公孙、内关、中脘穴。

（七）胃络瘀阻证

症状：胃脘刺痛，痛处不移，兼见胃痛入夜加重、面色黧黑。

舌脉：舌质紫暗，舌体瘀斑，脉弦涩。

治法：活血化瘀，理气和胃。

处方：丹参饮（《时方歌括》）合失笑散（《太平惠民和剂局方》）。丹参、蒲黄、五灵脂、檀香、三七、砂仁。

备选方：胃脘痛甚者，加延胡索、郁金；四肢不温、舌淡脉弱者，加黄芪、桂枝；口干咽燥、舌光无苔者，加生地黄、麦冬。

中成药：复方田七胃痛胶囊、荜铃胃痛颗粒、胃康胶囊。

外治法：针刺取足三里、梁丘、公孙、内关、中脘、血海、膈俞穴。

（八）胃阴亏虚证

症状：胃脘痛隐隐、饥而不欲食，兼见口干渴、消瘦、五心烦热。

舌脉：舌质红，少津或舌裂纹无苔，脉细。

治法：养阴生津，益胃止痛。

处方：益胃汤（《温病条辨》）合芍药甘草汤（《伤寒论》）。沙参、麦冬、生地黄、玉竹、白芍、甘草。

备选方：嘈杂者，加黄连、吴茱萸；胃脘胀痛较剧者，加厚朴、玫瑰花；大便干燥难解者，加火麻仁、瓜蒌仁。

中成药：养胃舒胶囊。

外治法：针刺取足三里、梁丘、公孙、内关、中脘、三阴交、太溪穴。

（九）脾胃虚寒证

症状：胃脘隐痛，喜温喜按，得食痛减，兼见四肢倦怠、畏寒肢冷、口淡流涎、便溏、纳少。

舌脉：舌淡或舌边齿痕，舌苔薄白，脉虚弱或迟缓。

治法：益气健脾，温胃止痛。

处方：黄芪建中汤（《金匮要略》）。黄芪、桂枝、白芍、甘草、饴糖、大枣、生姜。

备选方：泛吐痰涎者，加白术、姜半夏；反酸者，加海螵蛸、煅瓦楞子；形寒肢冷、腰膝酸软者，加附子、蜀椒。

中成药：附子理中丸、虚寒胃痛颗粒、小建中胶囊（颗粒）。

外治法：①温针灸配合艾灸取上脘、中脘、下脘、足三里、中脘、胃俞、脾俞穴。②外敷法。首先，将肉桂、丁香研为细末，用纱布包扎，外敷中脘穴，每次 10～20 分钟。其次，将吴茱萸用白酒适量拌匀，用绢布包成数包，蒸 20 分钟左右，趁热以药包熨脘腹、脐下、足心，药包冷则更换，每日 2 次，每次 30 分钟，或以疼痛缓解为度。

（十）脾胃气虚证

症状：胃脘胀满或胃痛隐隐，餐后加重，疲倦乏力，兼见纳呆、四肢不温、大便溏薄。

舌脉：舌质淡，舌体有齿印，苔薄白，脉虚弱。

治法：益气健脾。

处方：香砂六君子汤（《古今名医方论》）。木香、砂仁、陈皮、半夏、党参、白术、茯苓、甘草。

备选方：痞满者，加佛手、香橼；气短、汗出者，加炙黄芪；四肢不温者，加桂枝、当归。

中成药：胃复春、甘海胃康胶囊。

外治法：针刺取足三里、中脘、胃俞、脾俞、内关、脾俞、梁丘、气海穴。

八、中医预防

（一）未病

研究表明，不规律、不健康的饮食习惯与胃痛的发生有着密切关系。按时进餐，进餐不要过快，避免暴饮暴食，不食热食烫食、烧烤类以及口味偏咸的食物，同时减少酒精摄入，能很好地预防胃痛的发生。同时胃痛发作也与情志不遂、寒温不适、劳累过度等有关，故应注意心态平和，避免大怒大悲，应防寒保暖，劳逸结合。

（二）既病

胃痛反复发作或持续不能改善时，应注意饮食调护，进食清淡且易消化的流质或半流质食品，少食多餐。同时，避免进食粗糙、多纤维的食物以及对胃黏膜有刺激或损伤的食物和药物，如红薯、燕麦、豆类、浓茶、辛辣食物、腌制食物、非甾体类抗炎药等。同时保持心情舒畅，避免产生不良情绪。内镜检查提示，慢性萎缩性胃炎伴上皮内瘤变和肠上皮化生者，还需定期门诊复诊，积极参与随访。

（三）瘥后

胃痛初愈时，脾气尚虚，需逐渐恢复正常饮食，切忌胃痛刚愈即暴饮暴食，应从流质向半流质再向非流质饮食逐渐过渡。保持规律、健康的饮食习惯，劳逸结合，避免劳累，可适当食疗。

九、中医康复

（一）运动康复

内养功，对消化系统有很好的调整作用，练功姿势常有仰卧位、侧卧位、端坐位、盘腿四种。一般初学者以卧式为宜。坐式、站式可用于后期。以自然舒适为要，以便练功者能充分放松。适当锻炼，可增强机体免疫力。按摩则以腹部按摩为导引。

（二）膏方

膏滋，现多称为膏方，是中药的一种剂型。医生根据患者的体质或疾病特点，辨证论治开具药材，经浸泡、煎煮、浓缩、收膏等多种工序将药材制作成膏方，具有体积小、便于服用、口感甜美、药用浓度高等优点；具有调养滋补和治病、防病的综合作用，更适合慢性、消耗性、顽固性疾病的调治。老年胃痛常缠绵难愈，各地医家也常将膏方作为调治胃病的选择。

另外，广州中医药大学第一附属医院脾胃病科通过对本院膏方调治慢性胃炎的患者病例进行回顾性分析研究，形成了一套极具个性化的中医膏方治疗慢性胃炎方案（见图2）。

党参片	法半夏	黄芩片
黄连片	大枣	白花蛇舌草
蒲公英	醋延胡	海螵蛸
合欢皮	首乌藤	丹参
桂枝	白芍	黄芪
浮小麦	紫苏梗	柿蒂
地黄	麦冬	北沙参
干石斛	三七	鸡内金
龟甲胶	阿胶	饴糖

图2　个性化中医膏方治疗慢性胃炎的方案（供参考）

（三）药膳

（1）佛手薏苡粥：佛手 10 g，白扁豆、薏苡仁、山药各 30 g，猪肚汤及食盐各适量。将佛手水煎取汁，去渣，纳入白扁豆、薏苡仁、山药及猪肚汤，煮为稀粥，略放食盐调味服食，每日 1 剂。功效：泄热和胃，适用于胃脘灼热疼痛，口干、口苦，心烦易怒，便秘等。

（2）鸡蛋三七炖：鸡蛋 1 个，蜂蜜 30 mL，三七粉 3 g。将鸡蛋打入碗中搅拌，加入三七粉拌匀，隔水炖熟再加蜂蜜调匀服食。功效：疏肝理气，和胃健脾，适用于上腹疼痛，呕吐、伴恶心、嗳气等。

（3）蜜枣白及粥：糯米、大枣、蜂蜜、白及各适量。将糯米、大枣、蜂蜜加水煮成粥，将熟时放入白及，改用文火稍煮片刻，待粥汤黏稠即可。每天 2 次，10 天为 1 个疗程。功效：甘缓和中，收敛止血，消肿生肌。

（4）生姜红枣粥：生姜 5 片，红枣 10 枚，粳米 100 g，同煮为粥，早晚服用。功效：温中散寒。

（5）薏苡仁粥：薏苡仁 60 g，粳米 100 g，将薏苡仁捣碎同粳米一同煮粥，温食之。功效：健脾止痛。

（6）山药羊肉粥：羊肉 25 g，鲜山药 300 g，煮烂加入粳米 250 g，加适量水煮成粥食之，早晚各 1 碗。功效：温中散寒、健脾和胃。

（四）中医特色治疗

温灸是常用外治之法，其凭借温热效应、艾条芳香药性，能够刺激人体穴位，兼具散寒、通络、回阳、温经、活血等疗效，可选用关元、神阙、中脘穴，能够调理肠腑之功，健脾和胃。耳穴埋豆凭借王不留行籽刺激耳部肝区、胃区、脾区穴位，既能和胃止痛，也能健脾，刺激神门区，对内脏有镇痛作用，同时有助于改善患者的精神状态。此外，耳穴埋豆兼具调节胃肠、疏通经气之功效。现代研究亦指出，此法能调节神经体液，增强免疫功能，纠正胃肠功能紊乱。

十、中医护理

（一）饮食调护

做到饮食有节，勿饥饱无常，忌贪吃生冷，少食辛辣煎炸之品，戒除烟酒嗜好，在发病时宜进易消化之食物。避免服用大量对胃黏膜有刺激的药物。

（二）情志调护

尽量避免烦恼忧虑及情绪紧张，以防其伤肝损脾。

（三）起居调护

注意劳逸结合，避免劳累。在春秋季胃病好发之时，尤当重视。保持口腔清洁，勤刷牙。病情较重者适当卧床休息。

参考文献

[1] 中国老年学和老年医学学会. 老年慢性萎缩性胃炎慢病管理指南［J］. 中西医结合研究，2025，17（1）：39－43.

[2] 姜德友，李皓月. 胃脘痛源流考［J］. 河南中医，2017，37（8）：1319－1323.

[3] 孟欣颖，鞠宁，周长宏. 老年人幽门螺旋杆菌感染诊治进展［J］. 国际老年医学杂志，2022，43（2）：245－248.

[4] 张声生，周强. 胃脘痛中医诊疗专家共识意见（2017）［J］. 中医杂志，2017，58（13）：1166－1170.

[5] 张声生，唐旭东，黄穗平，等. 慢性胃炎中医诊疗专家共识意见（2017）［J］. 中华中医药杂志，2017，32（7）：3060－3064.

老年消渴中医诊疗方案

一、概述

消渴是由先天禀赋不足、饮食不节、情志失调、劳倦内伤等导致以多饮、多食、多尿、消瘦或尿有甜味为主要症状的病证，好发于先天禀赋不足、阴虚体质者；长期过食肥甘、醇酒厚味、辛辣香燥者；长期过度的情志刺激者；劳欲过度人群。老年消渴病是指年龄65岁及以上的包括65岁以前诊断和65岁以后诊断的糖尿病患者。2019年的统计数据指出，中国65岁及以上的老年糖尿病患者约3 550万人，占全球老年糖尿病患者的1/4[1]。我国近40年全国大规模的糖尿病抽样调查提示，糖尿病和糖耐量异常的患病率与年龄呈正相关，老年人糖尿病患病率呈逐年上升趋势[2]。由于老年人处于机体衰退阶段，代谢减慢，免疫力低下，在个人因素及客观因素共同影响下，消渴病的发生率更高。随着《中国老年糖尿病诊疗指南（2024年版）》的发布，针对老年糖尿病中医诊疗部分也面临规范化的问题，进一步规范老年糖尿病的中西医诊治方法，有利于切实解决老年糖尿病诊疗中的临床问题，推动老年糖尿病中西医结合治疗的发展。

二、源流

消渴病首见于《内经》，《素问·奇病论篇》记载："夫五味入口，藏于胃，脾为之行其精气，津液在脾，故令人口甘也，此肥美之所发也，此人必数食甘美而多肥也。肥者令人内热，甘者令人中满，故其气上溢，转为消渴。"《内经》中认为，五脏虚弱、过食肥甘、情志失调是引起消渴的原因，而内热是其主要病机。东汉时期，张仲景在《金匮要略》中认为，消渴患者主要病机为阳明胃热伤阴、肾气虚弱，并辨证提出白虎加人参汤、肾气丸等经典方药治疗消渴，直到现在仍被广泛使用。隋代巢元方在《诸病源候论·消渴候》中辨证分析了糖尿病肾病，明确指出了消渴易发痈疽及水肿。在宋代，《太平圣惠方》中记载：“夫三痟者，一名痟渴，二名痟中，三名痟肾。”

提出“三痟”概念，即“三消”之前称。金元时期的刘完素等完善了“三消”理论，发展“三消”燥热学说，提出以清热泻火、养阴生津为法。金元四大家朱震亨在《丹溪心法》中提出，治消渴以“养肺、降火、生血为主”。后来的医家愈发看重脾肾在消渴辨证论治中的地位，治疗上多注重健脾益气、补益命门，从而益阴生津、蒸液而润燥。到了现代，中医学对消渴的治疗原则及方药有了更多更为广泛深入的研究。

三、病因病机

（一）病因[3-8]

1. 禀赋缺失，复感邪气

《灵枢·五变》云：“五脏皆柔弱者，善病消瘅。”《素问遗篇·刺法论篇》云：“正气存内，邪不可干。”禀赋受之于父母，决定脏腑之强弱。先天禀赋不足，脏腑失于濡养，体内正气不足，外邪内侵，进一步伤及真气，损及多脏，循环往复，消瘅遂现。

2. 情志异常

《灵枢·五变》云：“怒则气上逆，胸中蓄积，血气逆留，髋皮充肌，血脉不行，转而为热，热则消肌肤，故为消瘅。”情志不调，气血不利，脉道不畅，邪气内聚，邪滞生热，津液暗耗，肌体失养，故肌肉不丰，形体瘦削。

3. 饮食失宜

《素问·奇病论篇》云：“夫五味入口，藏于胃，脾为之行其精气，津液在脾，故令人口甘也，此肥美之所发也，此人必数食甘美而多肥也。肥者令人内热，甘者令人中满，故其气上溢，转为消渴。”长期饮食偏嗜，喜食肥甘厚腻，嗜酒无度，过食不节，伤及脾胃，痰湿内生，蓄于体内，又因年老之人，滥用滋补，脾不散精，或所进之品过于温燥，酿生内热，耗气伤阴，发为消渴。

4. 劳逸过度

《素问·上古天真论篇》云：“上古之人，其知道者，法于阴阳，和于术数，食饮有节，起居有常，不妄作劳，故能形与神俱，而尽终其天年，度百岁乃去。”素体阴虚之人，过度劳力而耗气，肺脾之气伤，过度劳神而伤血，心脾之血伤，过度房劳之人则肾精耗伤，脏腑气血精津亏耗，阴虚火旺，虚热上蒸，发为消渴。

5. 脏腑衰弱

《素问·上古天真论篇》指出，女子“七七，任脉虚，太冲脉衰少，天癸竭”；男子“八八天癸竭，精少，肾脏衰，形体皆极”。年老之人，各脏腑精气不足，机能衰退，难以自我调节纠正，精血亏耗，燥热内生，无以滋养脏腑，脏腑衰弱与精血不足互为因果，终成消渴。

6. 失治误治，延误病机

老年人阳气虚衰而倦怠少动，常有身体不适，却因多种原因而不愿就医，以致患病日久而不自知，待脏腑之精气过度消耗，病情进展而错失治未病之最佳时机。

（二）病机

消渴病机主要在于阴津亏损，燥热偏盛，阴虚为本，燥热为标，病理性质为本虚标实。肺、胃、肾为主要病变脏腑，尤以肾为关键。三脏之间，既互相影响又有所偏重。肺为水之上源，布散津液，燥热伤肺，则津液不能敷布而直趋下行，随小便排出体外，故小便频数量多；肺不布津则口渴多饮。胃主腐熟水谷，脾主运化，为胃行其津液。燥热伤脾胃，胃火炽盛，脾阴不足，则口渴多饮，多食善饥；脾气虚不能转输水谷精微，则水谷精微下流注入小便，则小便味甘；水谷精微不能濡养肌肉，则形体日渐消瘦。肾为先天之本，寓元阴元阳，主藏精。肾阴亏虚则虚火内生，上燔心肺则烦渴多饮，中灼脾胃则胃热消谷。肾失濡养，开阖固摄失权，则水谷精微直趋下泄，随小便而排出体外，故尿多味甜。病变脏腑常相互影响，如肺燥津伤，津液敷布失调，可导致脾胃失去濡养，肾精不得滋助；脾胃燥热偏盛，上可灼伤肺津，下可耗伤肾阴；肾阴不足则阴虚火旺，亦可上灼肺胃，终致肺燥胃热肾虚，故“三多”之症常可相互并见。

四、辨证要点

（一）辨病位

消渴病的“三多”症状，往往同时存在，但根据其程度的轻重不同，有上、中、下三消之分，及肺燥、胃热、肾虚之别。通常以肺燥为主，多饮症状较突出者称为上消；以胃热为主，多食症状较为突出者称为中消；以肾虚为主，多尿症状较为突出者称为下消。

（二）辨标本

本病以阴虚为主，燥热为标，两者互为因果。常以病程长短及病情轻重的不同，而阴虚和燥热之表现各有侧重。一般初病多以燥热为主，病程较长者则阴虚与燥热互见，日久则以阴虚为主，进而阴损及阳，导致阴阳俱虚。

（三）辨本症与并发症

多饮、多食、多尿和乏力、消瘦为消渴病本症的基本临床表现，其显著程度有较大的个体差异，临证当注意细心分析辨别。本病的另一特点是易发生诸多并发症。一般以本症为主，并发症为次。多数患者，先见本症，随病情的发展而出现并发症，但亦有少数患者与此相反，如少数中老年患者，“三多一少”的本症不明显，常因痈疽、眼疾、心脑病症等为线索，最后确诊为本病。瘀血为患是消渴并发症的发病基础，如消渴眼疾、消渴肾劳、消渴脉痹、中风等。

五、诊断及病情评估方法[8]

（一）西医诊断

1. 体征症状

糖尿病的症状和体征一般都会表现为多饮、多食、多尿、体重减轻等。有的糖尿病患者还会感到口渴、饥饿，体重在短时间内急速减轻，严重时还会感到麻痹、疼痛、皮肤瘙痒等。

2. 血糖指标测定

糖尿病以血糖指标为诊断标准。无典型症状的糖尿病可以通过血糖指标加以测定，血糖指标一般包括空腹血糖和餐后血糖。空腹血糖指标高于7.0 mmol/L，或者餐后血糖大于等于11.1 mmol/L就可以诊断为糖尿病。

3. 吸葡萄糖耐量试验

吸葡萄糖耐量试验也叫OGTT试验。糖尿病在没有任何症状的情况下，应该要考虑OGTT试验。在进行OGTT试验时，以口服75 g的葡萄糖2小时以后测血糖为标准，如果2小时血糖高于11.1 mmol/L，即可诊断为糖尿病。

（二）中医诊断

参照中华中医药学会《糖尿病中医防治指南》。多饮、多食、多尿、形体消瘦，烦渴，渴喜冷饮，小便频数量多，有泡沫或有甜味等表现，是诊断消渴病的主要依据。有的患者“三多”症状不明显，却见皮肤或外阴瘙痒、皮肤脓疮、视物模糊。若于中年之后发病，且嗜食肥甘厚腻，饮食无度，病久并发眩晕、肺痨、胸痹心痛、中风、雀目、疮痈等病症者应考虑消渴的可能性。

口渴症：口渴症是指口渴饮水的一个临床症状，可出现于多种疾病过程中，尤以外感热病为多见。但这类口渴各随其所患病病证的不同而出现相应的临床症状，不伴多食、多尿、尿甜、瘦削等消渴的特点。

瘿病：瘿病中气郁化火、阴虚火旺的类型，以情绪激动，多食易饥，形体日渐消瘦，心悸，眼突，颈部一侧或两侧肿大为特征。其中，多食易饥、消瘦类似消渴病的中消，眼球突出，颈前生长瘿肿则与消渴病有别，且无消渴病的多饮、多尿、尿甜等症。

多尿：消渴病尿量多，而尿有甜味；小便淋沥表现为小便不畅，淋沥不尽，尿量可不多；肾虚证多尿则表现为排尿次数多，尿液清长，但尿液不甜，亦有区别。

（二）病情评估

1. 问诊

问诊时应详细询问患者的临床信息，如年龄、糖尿病及其并发症的症状、既往史、个人史、家族史。既往史应包括患者过去体重变化的情况，是否有心血管疾病评估，包括高血压、血脂异常、冠心病、脑血管病变、周围血管病变、脂肪肝、自身免疫病、肿瘤、睡眠呼吸暂停综合征及治疗情况。个人史包括吸烟、饮酒、饮食等情况。家族史包括一级亲属是否患糖尿病及治疗情况，是否有高血压、血脂异常、冠心病、脑血管病变、周围血管病变、脂肪肝、自身免疫病、肿瘤等疾病。此外，还应了解患者的文化、工作、经济及宗教信仰情况，这些信息有助于制订个体化的综合控制目标和治疗方案。

2. 体格检查

体格检查应常规测量血压、心率、身高、体重、腰围、臀围，并计算身体质量指数和腰臀比。对肥胖的糖尿病患者，还应检查是否存在黑棘皮病。T_2DM 患者在诊断时即可出现并发症，还应检查视力、神经系统（如踝反射、针刺痛觉、震动觉、压力觉、温度觉）、足背动脉搏动、下肢和足部皮肤。

3. 实验室检查和其他检查

实验室检查和其他检查包括空腹和餐后 2 小时（或 OGTT 2 小时）血糖、胰岛素测定、C 肽测定、糖化血红蛋白（HbA1c）、糖化血清白蛋白、肝功能、肾功能、血尿酸、血脂、尿常规、尿白蛋白与肌酐比值（UACR），并根据血肌酐水平估算（GFR）。UACR 和 GFR 联合可以更好地评估糖尿病患者肾病的严重程度。如尿酮体阳性，应测定血 β－羟丁酸、血电解质并进行血气分析检查。疑有心力衰竭者建议检测血清 B 型利钠肽水平。如胰岛素和 C 肽水平较低，应测定抗谷氨酸脱羧酶抗体（GADA）等自身抗体。疑有特殊类型糖尿病时，可根据患者临床特征做基因检查或染色体检查。T_2DM 患者在诊断时就应做眼底检查和神经病变的检查。眼底检查可以使用免散瞳眼底照相机拍摄眼底照片，如异常则转诊至眼科进行进一步评估。踝反射、针刺痛觉、震动觉、压力觉、温度觉检查异常者宜进一步行电生理学检查（如神经传导速度测定）及定量感觉测定。尿常规或 GFR 异常者，应做泌尿系统超声检查，必要时用核素法测定 GFR。尿常规中红细胞或白细胞增加以及有其他证据提示患者的肾损害可能有糖尿病肾病以外的因素时，应建议患者行肾穿刺活检。糖尿病患者初诊时应常规做心电图，伴高血压或心电图异常或心脏听诊异常者应做超声心动图检查。心电图有心肌缺血表现或有胸闷、心前区疼痛症状者应做运动试验或冠状动脉 CT 血管成像，必要时行冠状动脉造影检查。有心律失常者应做动态心电图检查，伴高血压者宜做动态血压监测以了解全天血压波动情况。足背动脉搏动减弱或足部皮肤有溃疡者应测定踝肱指数（ABI），必要时行下肢血管超声检查及下肢动脉造影。超重或肥胖的糖尿病患者以及肝功能异常的糖尿病患者应做腹部超声检查了解是否伴脂肪肝及胆石症，必要时行上腹部 CT 或磁共振成像检查。

4. *并发症评估*

糖尿病视网膜病变、糖尿病肾病和糖尿病神经病变是常见的糖尿病慢性并发症，建议 T_2DM 患者每年筛查 1 次这些并发症，1 型糖尿病患者在诊断后 5 年每年筛查 1 次。已经确诊的糖尿病并发症者在病情稳定后可每 6 个月重新评估 1 次，如病情有变化，应立即重新评估，必要时请相关科室会诊。心脑血管疾病及下肢动脉狭窄是糖尿病常见的合并症，如患者出现相关症状应立即进行相应的检查。糖尿病患者是肿瘤高危人群，如患者出现不明原因的纳差、乏力、体重下降或其他肿瘤相关症状，应及时做相关评估，以明确是否伴有肿瘤。

六、常见共病评估方法

（一）精神心理评估[9]

糖尿病合并相关痛苦、焦虑、抑郁等问题非常普遍，对治疗和预后影响巨大，应给予更多的关注。个性化的糖尿病自我管理教育与支持（DSMES）及心理干预能提高患者应对糖尿病相关问题的能力，更好地改善情绪障碍及糖代谢状态。一些用于生活幸福感及糖尿病相关痛苦、焦虑、抑郁的量表，如世界卫生组织五项身心健康指标（WHO－5）、糖尿病相关问题量表（PAID）、药物传输系统（DDS）、贝克焦虑量表（BAI）、焦虑自评量表（SAS）、抑郁症筛查量表（PHQ－9）、崇压自我评等抑郁量表（SDS）等，可以筛查及初步判定严重程度。糖尿病知识及技能的培训、多维度的社会心理支持是糖尿病患者应对心理压力的有效手段，需定期评估及调整，具体内容包括：①伴有焦虑、抑郁的糖尿病患者血糖控制难度及并发症发生风险均增加，应定期规范筛查，评估糖尿病相关并发症。②社会心理支持，如同伴支持模式有助于缓解糖尿病患者的心理压力，提高心理弹性，使患者具有正确应对和良好适应的能力，降低糖尿病相关痛苦、抑郁等负性情绪的发生。③糖尿病患者伴有精神心理问题需转诊精神专科治疗。

（二）查尔森合并症指数

1987 年英国学者查尔森（Charlson）提出 CCI，是目前应用最广泛的共病评估方法，后期经过不断校正，增加了年龄对共病的影响，最终提出年龄校正后查尔森合并症指数（aCCI）。

aCCI 基于患者所患疾病数目及严重程度，对合并症进行量化，如：患有以下疾病记为 1 分，包括冠心病、充血性心力衰竭、慢性肺疾病、消化性溃疡、周围性血管疾病、轻微肝脏疾病、脑血管疾病、结缔组织疾病及糖尿病；5 年内患有任何肿瘤记为 2 分，患有以下疾病也记为 2 分，包括痴呆、偏瘫、中至重度肾脏疾病、糖尿病伴器官损伤、白血病、淋巴瘤；患有重度及严重的肝脏疾病记为 3 分；患有转移性实体肿瘤或艾滋病记为 6 分。同时，需要根据年龄进行校正，50～59 岁计 1 分，以后每增加 10 岁增加 1 分。另外，按总分计算，aCCI 将共病程度分为 0～3 级，0 分为 0 级，2 分为 1 级，3～4 分为 2 级，大于 5 分为 3 级。有研究对 65 岁及以上老年急症住院患者进行 aCCI 评估发现，评分越高的患者在 3 个月、1 年及 5 年的死亡风险越高。

（三）共病与失能[10]

随着年龄的增长，疾病可导致老年人出现行动能力、听力和视力等方面的功能障碍，失能和丧失自理能力的风险也会随之增加。同样，研究发现，共病与失能也具有很强的交互作用：共病本身就是失能的高危因素，并且可能对失能造成附加或协同的作用。国内一项针对 2 705 名 60 岁及以上老年人进行的横断面研究发现，共病在中国南方老年人中普遍存在，且所患慢性疾病的数量与躯体功能独立性降低相关。贝利斯（Bayliss）等的研究表明，同时患有 4 种及以上慢性疾病与生理功能降低显著相关。

（四）共病与焦虑和抑郁[10]

精神健康状况和躯体健康互为关联，相互影响，约有三分之一的共病患者同时患有精神类疾病，这提示我们应该更多地关注共病患者的精神健康状况。焦虑通常与其他躯体疾病共存，慢性疾病通常与抑郁显著相关。在一项对意大利北部老年人群的调查中发现，在同时有 3 种及以上慢性疾病的老年患者中，焦虑症状常常与抑郁并存；与没有慢性疾病的抑郁症患者相比，每增加 1 种慢性疾病的共病患者罹患抑郁症的概率增加 45%。

七、中医证治[8]

中医治疗疾病，根据望闻问切所得结果而遣方用药，配合中医特色疗法，突出治疗的简、便、廉、验。参照中华中医药学会《糖尿病中医防治指南》，老年消渴病也从内服和外治两个方面进行，综合调理脏腑功能，以期达到最佳治疗效果。

（一）痰（湿）热互结证

症状：形体肥胖，腹部胀大，口干口渴，喜冷饮，饮水量多，脘腹胀满，易饥多食，心烦口苦，大便干结，小便色黄。或见五心烦热，盗汗，腰膝酸软，倦怠乏力。

舌脉：舌质淡红，苔黄腻，脉弦滑。或见舌质红，苔少，脉弦细数。

治法：清热化痰。

处方：小陷胸汤（《伤寒论》）加减。瓜蒌、半夏、黄连、枳实。

备选方：口渴喜饮者，加生石膏、知母；腹部胀满者，加炒莱菔子、焦槟榔；偏湿热困脾者，治以健脾和胃，清热祛湿，用六君子汤加减治疗。

（二）热盛伤津证

症状：口干咽燥，渴喜冷饮，易饥多食，尿频量多，心烦易怒口苦，便秘溲赤。

舌脉：舌质干红，苔黄燥，脉细数。

治法：清热生津止渴。

处方：消渴方（《丹溪心法》）或白虎加人参汤（《伤寒论》）加减。天花粉、石膏、黄连、生地黄、太子参、葛根、麦冬、藕汁、甘草。

备选方：肝胃郁热者，大柴胡汤（《伤寒论》）加减；胃热者，三黄汤（《备急千金要方》）加减；肠热者，增液承气汤（《温病条辨》）加减；热盛津伤甚者，连梅饮（《温病条辨》）加减。

（三）气阴两虚证

症状：咽干口燥，口渴多饮，神疲乏力，气短懒言，形体消瘦，腰膝酸软，自汗盗汗，五心烦热，心悸失眠。

舌脉：舌质红，少津，苔薄白干或少苔，脉弦细数。

治法：益气养阴。

处方：玉泉丸（《杂病源流犀烛》）或玉液汤（《医学衷中参西录》）加减。天花粉、葛根、麦冬、太子参、茯苓、乌梅、黄芪、甘草。

备选方：倦怠乏力甚者，重用黄芪；口干咽燥甚者，重用麦冬，加石斛。

（四）肝肾阴虚证

症状：小便频数，浑浊如膏，视物模糊，腰膝酸软，眩晕耳鸣，五心烦热，低热颧红，口干咽燥，多梦遗精，皮肤干燥，雀目，或蚊蝇飞舞，或失明，皮肤瘙痒。

舌脉：舌质红，少苔，脉细数。

治法：滋补肝肾。

处方：杞菊地黄丸（《医级》）或麦味地黄汤（《寿世保元》）。枸杞子、菊花、熟地黄、山茱萸、山药、茯苓、牡丹皮、泽泻。

备选方：视物模糊者，加茺蔚子、桑椹；头晕者，加桑叶、天麻。

（五）阴阳两虚证

症状：小便频数，夜尿增多，浑浊如脂如膏，甚至饮一溲一，五心烦热，口干咽燥，神疲，耳轮干枯，面色黧黑；腰膝酸软无力，畏寒肢凉，四肢欠温，阳痿，下肢浮肿，甚则全身皆肿。

舌脉：舌质淡，苔白而干，脉沉细无力。

治法：滋阴补阳。

处方：金匮肾气丸（《金匮要略》）加减；水肿者用济生肾气丸（《济生方》）加减。制附子、桂枝、熟地黄、山茱萸、山药、泽泻、茯苓、牡丹皮。

备选方：偏肾阳虚者，选右归饮加减；偏肾阴虚者，选左归饮加减。

（六）兼痰浊

症状：形体肥胖，嗜食肥甘，脘腹满闷，肢体沉重呕恶眩晕，恶心口黏，头重嗜睡。

舌脉：舌质淡红，苔白厚腻，脉弦滑。

治法：理气化痰。

处方：二陈汤（《太平惠民和剂局方》）加减。姜半夏、陈皮、茯苓、炙甘草、生姜、大枣。

备选方：脘腹满闷者，加广木香、枳壳；恶心口黏者，加砂仁、荷叶。

（七）兼血瘀

症状：肢体麻木或疼痛，下肢紫暗，胸闷刺痛，中风偏瘫，或语言謇涩，眼底出血，唇舌紫暗。

舌脉：舌有瘀斑或舌下青筋显露，苔薄白，脉弦涩。

治法：活血化瘀。

处方：一般瘀血选用桃红四物汤（《医宗金鉴》）加减，也可根据瘀血的部位选用王清任的五个逐瘀汤：血府逐瘀汤、少腹逐瘀汤、通窍活血汤、膈下逐瘀汤、身痛逐瘀汤加减（《医林改错》）。桃仁、红花、当归、生地黄、川芎、枳壳、赤芍、桔梗、炙甘草等。

备选方：瘀阻经络者，加地龙、全蝎；瘀阻血脉者，加水蛭。

八、中医预防

（一）未病

调节脾胃、保护胃气对消渴病的预防十分重要，平日应注意饮食，节制饮酒，少食肥甘，并适当多食健脾利湿的食物。日常生活中注意情志的舒畅，保持精神乐观。中年肥胖之人应加强运动，改善痰湿体质，对消渴病的预防也具有积极的意义。

（二）既病

既已发病，更应注重生活调摄，节制饮食具有基础治疗的重要作用。在保证机体合理需要的情况下，应限制粮食、油脂的摄入，忌食糖类，养成定时定量进餐的习惯。戒烟、酒、浓茶及咖啡等。生活起居规律，适当运动。确诊后，患者易出现紧张、焦虑、悲观、恐惧等情绪，医生及家属应劝慰开导，解除其思想顾虑，使患者保持情志平和。对于并发痹证、痿证患者，应注意衣着宽松、舒适、吸湿、柔软，保护患肢，防止冻伤、烫伤及生活中的其他意外伤害；并发痈疽者，应保持患处清洁，促进局部血液循环。

九、中医康复

（一）运动康复

坚持做适合自己的运动，应循序渐进、量力而行、动中有静、劳逸结合，并将其纳入日常生活的规划中。青壮年患者或体质较好者可以选用比较剧烈的运动项目，中老年患者或体质较弱者可选用比较温和的运动项目，不适合户外锻炼者可练吐纳呼吸或打坐；八段锦、太极拳、五禽戏等传统的养身调心锻炼方式适宜大部分患者；有并发症的患者原则上应避免剧烈运动。

（二）膏方[11]

“消渴膏方”以葛根芩连汤为君方，润肺生津、清热止渴；泻白散为臣方，养阴润肺、泄热生津；人参、黄芪、黄精、熟地黄为佐使药物，补气养阴、健脾固肾；藿香、豆蔻、苍术、鸡内金为消导药物，健脾助运；阿胶，养血活血滋阴。葛根芩连汤出自《伤寒论》，为表里双解剂，宣肺润燥、清利湿热。葛根生津止渴、清热利湿，黄连、黄芩清热化湿解毒，诸药同用可缓中消之湿热、上消之津亏。

（三）药膳

在平衡膳食的基础上，应根据患者体质的寒热虚实选择相应的食物。火热者选用清凉类食物，如苦瓜、蒲公英、苦菜、苦杏仁等；虚寒者选用温补类食物，如生姜、干姜、肉桂、花椒做调味品炖羊肉、牛肉等；阴虚者选用养阴类食物，如黄瓜、西葫芦、丝瓜、百合、生菜等；大便干结者选黑芝麻、菠菜、茄子、胡萝卜汁、白萝卜汁；胃脘满闷者选凉拌紫苏叶、荷叶、陈皮；小便频数者选核桃肉、山药、莲子；肥胖者采用低热量、粗纤维的减肥食谱，常吃粗粮杂粮等有利于减肥的食物。

（四）其他

1. 中成药

中成药的选用必须辨证论治，切忌盲目使用。中成药建议选用无糖颗粒剂、胶囊剂、浓缩丸或片剂。六味地黄丸用于肾阴亏损，头晕耳鸣，腰膝酸软等。麦味地黄丸用于肺肾阴亏，潮热盗汗等。杞菊地黄丸用于肝肾阴亏，眩晕耳鸣，羞明畏光等。金匮肾气丸用于肾虚水肿，腰酸腿软等。同时，要注意非消渴药物的选用以治疗兼证，如肠热便秘者选复方芦荟胶囊或新清宁；阴虚肠燥者选麻仁润肠丸，失眠者选安神补心丸或天王补心丹；易感冒者选玉屏风颗粒，心烦易怒者选丹栀逍遥丸。中西复方制剂：消渴丸具有滋肾养阴、益气生津的作用，每 10 粒含格列苯脲（优降糖）2.5 mg。使用方法类似优降糖，适用于气阴两虚而血糖升高的消渴患者。

2. 针灸

（1）体针。消渴患者进行针法治疗时要严格消毒，一般慎用灸法，以免引起烧灼伤。针法调节血糖的常用处方如下。上消（肺热津伤）处方：针刺取肺俞、脾俞、胰俞、尺泽、曲池、廉泉、承浆、足三里、三阴交穴；烦渴、口干者可加金津、玉液穴。中消（胃热炽盛）处方：针刺取脾俞、胃俞、胰俞、足三里、三阴交、内庭、中脘、阴陵泉、曲池、合谷穴；大便秘结者可加天枢、支沟穴。下消（肾阴亏虚）处方：针刺取肾俞、关元、三阴交、太溪穴；视物模糊者可加太冲、光明。阴阳两虚处方：针刺取气海、关元、肾俞、命门、三阴交、太溪、复溜穴。

（2）耳针。耳针、耳穴贴压以内分泌、肾上腺等穴位为主。耳针疗法取胰、内分泌、肾上腺、缘中、三焦、肾、神门、心、肝穴。偏上消者，加肺、渴点穴；偏中消者，加脾、胃；偏下消者，加膀胱穴。

（3）按摩。肥胖或超重消渴患者可按摩腹部的中脘、水分、气海、关元、天枢、水道等穴。点穴减肥常取合谷、内关、足三里、三阴交穴，也可推拿面颈部、胸背部、臀部、四肢等部位，以摩、揿、揉、按、捏、拿、合、分、轻拍等手法。

十、中医护理[12]

（一）饮食调护

中医学认为，糖尿病的病机是由阴津耗损、阴虚燥热引起，主张“药食同源”，通过饮食来改善糖尿病发生、发展和治疗。由于糖尿病是终身性慢性疾病，应当指导患者合理健康饮食，清淡饮食，定时定量进餐，少食多餐，经研究证实，可提供糖尿病的药膳疗法，如养生粥、定制食谱、保健茶等可以改善机体不适，维持气血阴阳平和的稳态。根据病因病机将糖尿病分为三型——上消、中消、下消，因此可提供滋阴润燥、降糖降脂的食谱。如上消可食用枸杞粳米粥、苦瓜蚌肉汤、番石榴汁等；中消可食用山药粥、猪胰汤、南瓜汤等；下消可食用桑白皮兔肉汤、洋葱瘦肉汤等。通过基本的饮食，提高患者基本的生活质量，延缓病情进展。

（二）起居调护

糖尿病患者中痰湿体质之人以湿浊偏盛为特征，湿性重浊，易阻滞气机，遏伤阳气。所居居室应该朝阳，保持居室干燥。患者平时应多进行户外活动，以舒展阳气，通达气机。衣着应透湿散气，经常晒太阳或进行日光浴，借助自然之力宣通人体之阳气。在湿冷的气候条件下，要减少户外活动，避免受寒淋雨。属于阴虚者，畏热喜凉，适应秋冬，夏热难受。尤其要注意“秋冬养阴”的调养原则，居住环境宜安静，建议选择坐南朝北的房子。阴虚体质者应保证充足的睡眠时间，以藏养阴气。工作紧张、剧烈运动、熬夜、高温酷暑的工作等则能加重阴虚倾向，故应尽量避免。特别是冬季，更要注意保护阴精。肾阴是一身之本，要节制房事，惜阴保精。

（三）情志调护

中医认为，消渴病的发生、发展与情志失调密切相关，也就是说，人的情志影响着糖尿病的发生、治疗和康复。情志调护是调节情绪来干预脏腑疾病的治疗方法，可达到“解郁而病退，病退而解郁”的疗效。因此，要根据患者的症状和体征，制定标准化、个性化的中医情志治疗方案；医护人员走进家庭，走入患者心中，了解影响糖尿病的不良因素，有针对性地与患者沟通、解释病情，运用言语开导的方法使患者情志调畅，五脏调和，气血畅通，消除潜在的致病因素，促进疾病的康复。由于糖尿病是一种慢性疾病，患者可以适当参加一些文娱活动，用静志安神法进行修身养性，使情绪处于稳定自律的状态，减轻病情，提高生活质量。

参考文献

[1] 国家老年医学中心，中华医学会老年医学分会，中国老年保健协会糖尿病专业委员会. 中国老年糖尿病诊疗指南（2024 年版）[J]. 协和医学，2024，15（4）：771－800.

[2] 张亚强，李怡. 老年糖尿病降糖方案的问题与对策及个人体会［C］//中国中西医结合学会内分泌专业委员会. 第二十二次全国中西医结合内分泌代谢病学术大会暨糖尿病、甲状腺疾病高峰论坛论文资料汇编. 沈阳：中国中西医结合学会内分泌专业委员会，2019：331.

[3] 杨宇峰，田晓君，石岩. 2 型糖尿病中医病因病机理论框架结构研究［J］. 时珍国医国药，2016，27（5）：1173－1174.

[4] 吴进，王子龙，张忠勇，等. 从郁、瘀、痰、浊论糖尿病微血管病变中医病因病机 [J]. 中医药临床杂志，2019，31 (11)：1997－1999.

[5] 王元珍. 老年糖尿病中医证治规律研究 [D]. 南京：南京中医药大学，2015.

[6] 贾海骅，赵红霞，赵凯维，等. 探讨糖尿病（消渴）中医病因病机 [J]. 中国中医基础医学杂志，2012，18 (1)：22，25.

[7] 谢绍锋，黄莉吉，曹雯，等. 肥胖 2 型糖尿病的病因病机探讨 [J]. 中国中医基础医学杂志，2018，24 (7)：894－895，898.

[8] 中华中医药学会. 糖尿病中医防治指南 [J]. 中国中医药现代远程教育，2011，9 (4)：148－151.

[9] 中华医学会糖尿病学分会. 中国 2 型糖尿病防治指南 (2020 年版) [J]. 中华糖尿病杂志，2021，13 (4)：315－409.

[10] 张丽，李耘，钱玉英，等. 老年共病的现状及研究进展 [J]. 中华老年多器官疾病杂志，2021，20 (1)：67－71.

[11] 杨梅，马一丹，张俊立，等. 张发荣教授运用膏方治疗糖尿病经验探析 [J]. 四川中医，2020，38 (6)：22－24.

[12] 黄振，刘艳丽. 中医护理在社区糖尿病中的发展及应用现状 [J]. 中医药导报，2018，24 (21)：118－120，126.

老年咳嗽中医诊疗方案

一、概述

（一）概念

咳嗽是指肺失宣降、肺气上逆，发出咳声，或咳吐痰液的一种肺系疾病。咳嗽是肺系疾病的一个主要症状，又是具有独立性的一种疾患。历代将有声无痰称为咳，有痰无声称为嗽，有痰有声称为咳嗽。临床上多声痰并见，很难截然分开，所以一般通称咳嗽。[1]

西医学诊断的急性咳嗽主要包括急性上呼吸道感染（包括普通感冒、流行性感冒、急性咽喉炎、鼻炎、副鼻窦炎等）和急性气管—支气管炎，亚急性咳嗽主要包括感染后咳嗽、咳嗽变异性哮喘和上气道咳嗽综合征，慢性咳嗽主要包括咳嗽变异性哮喘、上气道咳嗽综合征、嗜酸粒细胞性支气管炎、胃食管反流性咳嗽、变应性咳嗽以及咳嗽高敏综合征。以上疾病可参考本方案辨证论治。

（二）流行病学史

随着我国人口老龄化不断加剧，慢性咳嗽已成为困扰老年群体的常见健康问题之一。慢性咳嗽是内科门诊常见的主诉，对老年人的生活质量影响较大。我国相关调查显示，40 岁及以上人群中慢性咳嗽的患病率介于 1.55% ~ 24.04%之间，且随着年龄的增长，患病率呈现上升趋势。国际流行病学资料表明，慢性咳嗽的高发年龄段为 60 ~ 69 岁。[2] 目前，我国在慢性咳嗽领域的大样本行病学调查仍较为有限，相关问题尚需进一步关注和研究。

频繁剧烈的咳嗽，特别是慢性咳嗽，可引起心血管、消化、神经、泌尿、肌肉骨骼等多个系统的并发症，如血压升高、心律失常、血管破裂、气胸、尿失禁、晕厥、失眠、抑郁、焦虑等。高达50%的女性慢性咳嗽患者因为咳嗽诱发尿失禁，严重影响生活质量。咳嗽对老人和社会造成沉重的经济负担。频繁就医、各种检查、大量使用镇咳药物与抗菌药物是咳嗽患者支出的最主要原因，咳嗽亦是抗菌药物滥用的重灾区。在我国，感冒止咳药年销售量位居零售药店榜首，2016年销售额高达516亿元[3]。

近年来，中医在咳嗽的病因病机、诊疗方法上的认识不断深入，临床诊疗中发现越来越多的咳嗽患者外感症状已消失，内伤脏腑的表现不明显，咳嗽的病因不再局限于外感、内伤两类。现认为咳嗽是由多种因素共同作用所致的一类疾病，如禀赋异常，环境刺激，鼻、咽喉、胃等相关因素均可导致咳嗽的发生。风邪伏肺、热壅肺窍、胃气上逆及诸脏先伤后传于肺所致的肺失宣降、肺气上逆均可作咳。

二、源流

咳嗽之名始见于《内经》，书中较为系统地论述了咳嗽的成因、症状、证候分类、病理转归及治疗等。如《素问·咳论篇》提出："皮毛先受邪气，邪气以从其合也。其寒饮食入胃，从肺脉上至于肺，则肺寒，肺寒则内外合邪，因而客之，则为肺咳"，强调这种外感寒邪与内伤寒冷的"内外合邪"即为咳嗽的主因。"五脏六腑，皆令人咳，非独肺也"，五脏六腑之咳"皆聚于胃，关于肺"（《素问·咳论篇》），说明咳嗽的病因不只限于肺，其他脏腑功能失调均可导致咳嗽的发生。《内经》以五脏六腑为纲辨治咳嗽，为后世医家对咳嗽病证的研究奠定了基础。

汉代张仲景以六经辨证为纲，归类咳嗽表现，建立了射干麻黄汤证、小青龙汤证、麦门冬汤证、甘草干姜汤证等，证法方药已趋完善，后世临床广泛应用。隋代巢元方《诸病源候论·咳嗽候》有十咳之称，分别在五脏咳的基础上加入了风咳、寒咳、支咳、胆咳、厥阴咳，进一步丰富了咳嗽的内涵。金元时期，张子和《儒门事亲·咳分六气勿拘于寒说》指出："风、寒、暑、湿、燥、火六气皆令人咳，非独寒邪"。元代朱震亨认为，咳嗽有风寒、痰饮、火郁、痨嗽、肺胀之分，对内伤咳嗽善从痰、火论治。明代张介宾认为，"咳证虽多，无非肺病"。《景岳全书·咳嗽》云："咳嗽之要，止惟二证。何为二证？一曰外感，一曰内伤而尽之矣"，"但于二者之中，当辨阴阳，当分虚实耳"，将咳嗽分为外感、内伤两大类。清代喻嘉言《医门法律》首先论及燥咳，"春伤于风，夏伤于暑，长夏伤于湿，秋伤于燥，冬伤于寒"；清代沈金鳌《杂病源流犀烛》指出："盖肺不伤不咳，脾不伤不久咳，肾不伤火不炽咳不甚，其大较也"；清代汪昂《医方集解》云："久嗽有痰者燥脾化痰，无痰者清金降火。盖外感久则郁热，内伤久则火炎，俱要开郁润燥。其七情逆者，顺气为先；停水宿食者，分导为要。气血虚者，补之敛之，不宜妄用涩剂”。综上，形成了当今中医对咳嗽的基本认识，并以外感、内伤统证。

三、病因病机

咳嗽辨治分外感与内伤，但随着时代变迁、疾病谱的变化和现代诊疗手段的进步，疾病分类不断细化，咳嗽已逐渐被归类到各种单独的疾病中，使治疗更加精准化。而外邪已去，尚未内伤到脏腑的咳嗽日趋常见，故其病因病机已不局限于外感、内伤。2011 年的专家共识就已淡化“外感”与“内伤”的概念，更加注重内外合邪，互为因果的咳嗽[4]。其中咳嗽所表现出的高敏感性是各类咳嗽的共同特征，中医学认为其与风的特点相类，命名为“风咳”，为外风引触内风，肺失宣肃，肺气上逆，变生咳嗽[5-8]。

（一）外感六淫邪气

风被认为是六淫之首，此处的“风”多指狭义上的“外风”，“外风”所致的咳嗽多是由于气候骤变或调摄失宜，外感六淫之邪从口鼻、皮毛侵入机体，使肺气被束，失于肃降所致。同时，其他外邪多随风邪侵袭人体，所以外感咳嗽常以风为先导，或夹寒，或夹热，或夹湿，或夹燥。风邪还包括大气污染、尘螨异物、异味和刺激性物质等一系列可激发患者高敏反应的外邪。

（二）脏腑功能失调

咳嗽的病位主脏在肺，肺失宣降是咳嗽的主要病机，又与肝、脾、肾相关。病理状态为脏腑功能失调，风（内风）、痰、饮和郁火为主要致病因素，其产生多归结于外邪留恋、饮食劳倦、情志失调及体质因素等。所谓内风，既包括风邪留伏，久不能祛，沦为内风者[9-11]，同时也包括素体过敏者，因其咳嗽咽痒、气道挛急、忽发忽止，符合风之特点，故名[12-13]。此二者皆是导致肺气上逆、肺失宣肃的主要原因。

内伤宿疾者，常由禀赋不足或肺系疾病日久，迁延不愈，耗气伤阴，肺不能主气，肃降无权而肺气上逆作咳。其他脏腑功能失调，皆能导致肺的宣降失调而引发咳嗽。如肝肺同病者，常因情志刺激，肝失调达，气郁化火，气火循经上逆犯肺，致肺失肃降而作咳。肺脾（胃）同病者[14-15]，饮食不当，嗜烟好酒，内生火热，熏灼肺胃，灼津生痰，或生冷不节，肥甘厚味，损伤脾胃，呃逆反酸，致使痰、气、火、饮（胃食管反流性刺激物）等有形或无形之邪上感于肺或咽喉，可直接或间接导致肺气上逆或咽喉不利而作咳。肺肾同病者，肾气亏虚，肾不纳气，肺气失敛而作咳[16]。又因肺与大肠相表里，故大肠腑气不通亦体现出咳嗽的发生，与脏腑功能失调的密切联系[17-18]。

四、辨证要点

（一）按病程

急性咳嗽多属外感咳嗽，起病急，病程短，常伴肺卫表证。以风寒、风热、风燥为主，均属实，多见于西医之普通感冒、流行性感冒和急性气管—支气管炎等。临床所见风咳，多为外感症状已消失，咳嗽持续不愈，伴咽痒，遇刺激即咳，为风盛挛急、气道失畅所致，多见于西医之亚急性咳嗽。慢性咳嗽多为久病，属内伤咳嗽，常反复发作，病程长，可伴见他脏病症。常见证候包括痰湿阻肺、痰热郁肺、胃气上逆、肝火犯肺等，多以邪实为主，兼有虚象；阴津亏耗咳嗽则属虚。

（二）按病位

咳嗽伴见鼻、咽喉部症状者多见于上气道咳嗽综合征；咳嗽伴见胃部症状者多见于胃食管反流性咳嗽。根据临床上常见的咳嗽证候类型与症状特点，结合西医所包含的咳嗽常见病因，分析不同咳嗽相关病症的疾病共性规律，有利于梳理中医治咳的切入点，可为寻求有效中医干预提供新途径。

（三）咳嗽特点的鉴别

1. 时间、节律

咳嗽白天多于夜间者，多为外感咳嗽；晨起阵发加剧性咳嗽，伴随痰出咳减者，多为痰湿咳嗽；午后、黄昏咳嗽加重，或夜间有单声咳嗽，咳声轻微短促者，多为肺燥阴虚；夜间咳嗽持续、剧烈，少气或伴气喘者，多为久咳致喘的寒饮证。

2. 性质、声音

咳声洪亮有力多为实证；咳而声低气怯多为虚证；咳声嘶哑多为燥咳；咳声重浊痰多多为痰湿、痰热咳嗽；咳声短促多为肺燥阴虚。

3. 加重与缓解因素

过食生冷油腻后加重者，多属痰湿；每由情绪波动诱发加重者，多属气火；着凉、劳累加重者，多属虚寒；遇风、冷空气、刺激性物质加重者，多属风邪伏肺。

4．咯痰特点

咯痰特点应辨痰的色、质、量、味等。痰白、稀薄者属风、属寒；痰黄而稠者属热；痰白质黏者属阴虚、燥热；痰白清稀、呈泡沫状者属饮、属寒；咯吐血痰者属肺热、阴虚；脓血相间者属痰热郁结成痈；咳而少痰者属燥热、气火、阴虚；痰多者属湿痰、痰热、虚寒；咯痰有热腥味或腥臭气者多属痰热；遇刺激即咳、伴咽喉痒者属风。

五、诊断及病情评估方法

通过仔细询问病史和体格检查能缩小咳嗽的诊断范围，提供病因诊断线索，甚至得出初步诊断并进行经验性治疗，或根据病史提供的线索选择有关检查，从而能更快明确病因诊断。

诊断检查：主要包括影像学检查、诱导痰细胞学检查、肺通气功能和气道反应性检查、呼出气一氧化氮（FeNO）检测、食管反流监测、变应原检测等。

（一）诊断要点

（1）以咳逆有声，无痰或咯吐痰液为主要临床症状。

（2）急性咳嗽多由外感引发，起病急、病程短，常伴恶寒发热等表证。亚急性、慢性咳嗽可由外感或其他脏腑功能失调引发，病程较长，可伴有其他脏腑失调的症状。

（3）体格检查双肺呼吸音粗，有时可闻及干性或湿性啰音。

（4）辅助检查：肺部 X 线片检查无明显异常或肺纹理增粗。

（二）咳嗽的评估[19-21]

咳嗽的评估主要包括 VAS、咳嗽症状积分、生活质量测评、咳嗽频率监测及咳嗽敏感性检测等，有助于病情评估及疗效观察。

（1）VAS：由患者根据自己的感受在标记 0～10 cm 或者 0～100 mm 的直线上划记相应刻度以表示咳嗽严重程度。与咳嗽症状积分相比，VAS 的评分等级划分更细，有助于治疗前后的纵向比较。

（2）简易咳嗽程度评分表（CET）包括了对患者日间咳嗽程度、夜间咳嗽对睡眠的影响、咳嗽的剧烈程度、咳嗽对日常生活及心理的影响 5 个条目

（见附件 1）。研究证实，CET 具有很好的重测信度与反应效度，与 VAS、咳嗽生活质量问卷有良好的相关性。推荐 CET 用于咳嗽严重程度及其对健康影响的简易评估。

（3）咳嗽生活质量测评：推荐采用莱彻斯特咳嗽生活质量问卷（LCQ）中文版对咳嗽相关生活质量进行评估（见附件 2）。

六、常见共病评估方法

（一）多重用药

对老年咳嗽患者要定期复查调整用药情况，避免潜在不合理用药，参照 Beers 标准（第 3 版）。

（二）营养不良

老年衰弱患者均应进行营养风险评估，评估工具可用 MNA - SF、NRS2002 等。

七、中医证治

根据中华中医药学会肺系病分会、世界中医药学会联合会肺系病专业委员会《咳嗽中医诊疗专家共识意见（2021）》辨证分型。

（一）风寒袭肺证

主症：咳嗽声重，气急咽痒，咳痰稀薄色白，鼻塞，流清涕，头痛，肢体酸痛，恶寒发热，无汗。风寒外束，内袭于肺，肺气失宣。

舌脉：舌苔薄白，脉浮或浮紧。

治法：疏风散寒，宣肺止咳。

处方：三拗汤（《太平惠民和剂局方》）合止嗽散（《医学心悟》）加减。麻黄、苦杏仁、荆芥、桔梗、紫菀、百部、白前、陈皮、甘草。

备选方：若风寒外束，肺热内郁，形成外寒内热证（俗称“寒包火”）者，可予华盖散（《太平惠民和剂局方》）或麻杏石甘汤（《伤寒论》）；若素有寒饮伏肺，而兼见咳嗽上气，痰液清稀，胸闷气急，舌质淡红、苔白而滑，脉浮紧或弦滑者，治以疏风散寒，温化寒饮，可用小青龙汤（《伤寒论》）加减；若夹痰湿，咳而痰黏，胸闷，苔腻者，加法半夏、厚朴、茯苓以燥湿化痰。

中成药：疏风散寒，宣肺止咳类如通宣理肺丸。

外治法：针刺主穴取肺俞、中府、列缺、太渊；配穴取肺门、合谷。

（二）风热犯肺证

主症：咳嗽频剧，气粗或咳声嘶哑，咽喉燥痛，咯痰不爽，痰黏黄稠，鼻流黄涕，口渴，头痛，恶风，身热。风热犯表，卫表不和，肺失清肃，肺热伤津。

舌脉：舌质红，苔薄黄，脉浮数或浮滑。

治法：疏风清热，宣肺止咳。

处方：桑菊饮（《温病条辨》）加减。桑叶、菊花、苦杏仁、连翘、薄荷、桔梗、芦根、甘草。

备选方：若肺热甚者，加黄芩、鱼腥草以清泄肺热；咳甚者，加百部、枇杷叶以清热止咳；咽痛者，加射干以清热利咽；若内夹湿邪，症见咳嗽痰多，胸闷汗出，苔黄而腻，脉濡数者，加薏苡仁、佩兰以理气化湿；热伤肺津，咽燥口干，舌质红者，酌加南沙参、天花粉以清热生津；痰中带血者，加白茅根、藕节以凉血；若夏令夹暑湿，症见咳嗽胸闷，心烦口渴，尿赤，舌红、苔薄，脉濡数者，加六一散（包煎）（《素问·宣明治方》）以疏风解暑。

中成药：清热化痰，宣肺止咳类如杏贝止咳颗粒、治咳川贝枇杷滴丸、肺力咳胶囊。

外治法：针刺主穴取肺俞、中府、列缺、太渊；配穴取大椎、曲池、尺泽。

（三）燥邪伤肺证

主症：干咳，少痰或无痰，咽干鼻燥，咳甚胸痛，或痰黏不易咯出，初起可有恶寒，身热头痛。

舌脉：舌尖红，苔薄黄，脉小而数。

治法：疏风清肺，润燥止咳。

处方：桑杏汤（《温病条辨》）加减。桑叶、苦杏仁、北沙参、浙贝母、淡豆豉、栀子、梨皮、桔梗、连翘。

备选方：若痰质清稀，恶寒无汗，苔薄白而干，脉浮弦，为凉燥之邪犯肺、卫气郁遏的表现者，宜疏风散寒、润肺止咳，用杏苏散（《温病条辨》）加减；若痰中带血者，配生地黄、白茅根以清热止血；痰黏难咯出者，加紫菀、瓜蒌以润肺化痰；咽痛明显者，加玄参、马勃以清润咽喉。

中成药：养阴清热，利咽解毒类如养阴清肺口服液。

外治法：针刺主穴取肺俞、中府、列缺、太渊；配穴取太溪、照海。

以上证型多见于西医临床急性咳嗽之普通感冒、流行性感冒、急性咽喉炎和急性气管—支气管炎。

（四）风盛挛急证

主症：咳嗽，干咳，无痰或少痰，咽干咽痒，痒即咳嗽，或呛咳阵作，气急，遇外界寒热变化、异味等因素突发或加重，多见夜卧晨起咳剧，呈反复性发作。

舌脉：舌苔薄白，脉弦。

治法：疏风宣肺，解痉止咳。

处方：苏黄止咳汤（晁恩祥经验方）加减。炙麻黄、蝉蜕、紫苏叶、紫苏子、前胡、五味子、牛蒡子、枇杷叶、地龙。

备选方：咽干者，加玄参、麦冬；咽痒明显者，加木蝴蝶、青果；偏于风寒者，加荆芥、防风、生姜以散风寒；偏于风热、咽痛红肿者，加牛蒡子、射干、马勃以散风热；偏于痰热者，加黄芩、鱼腥草、金荞麦以清热化痰。

中成药：疏风宣肺，利咽止咳类如苏黄止咳胶囊。

外治法：针刺主穴取肺俞、中府、列缺、太渊；配穴取风池、风门。

（五）邪壅肺窍证

主症：咳嗽并伴有鼻塞咽堵，鼻腔、咽喉分泌物增加，鼻后、咽喉部黏液附着或鼻咽后滴流感。由过敏引起的鼻炎表现为鼻痒、喷嚏、鼻流清涕、眼痒等。鼻窦炎表现为黏液性或脓性浊涕，常伴咽喉不利，可有疼痛（耳面部痛、头痛）、嗅觉障碍等。

舌脉：舌尖红，苔薄白，脉浮弦。

治法：疏风宣肺，止咳通窍。

处方：苍耳子散（《严氏济生方》）合止嗽散（《医学心悟》）。荆芥、桔梗、紫菀、百部、白前、陈皮、甘草、苍耳子、辛夷、薄荷、白芷。

备选方：鼻涕有清、浊之分，清者宜温宣，可加防风、白芷；浊者宜清，可选用蔓荆子、桑叶、连翘等药。火热甚者，加黄芩、栀子、鱼腥草；肺经湿热，郁热上蒸，清阳不升，不闻香臭者，可用辛夷散（《严氏济生方》）加减；伴有风邪搏结咽喉者，加蝉蜕、僵蚕；伴有痰气交阻于咽喉者，合用半夏厚朴汤（《金匮要略》）化裁。

（六）痰湿蕴肺证

主症：咳嗽痰多，咳声重浊，痰白黏腻或稠厚或稀薄，每于清晨咯痰尤甚，因痰而嗽，痰出则咳缓，胸闷，脘腹胀满，纳差。

舌脉：舌苔白腻，脉濡滑。

治法：燥湿化痰，理气止咳。

处方：二陈汤（《太平惠民和剂局方》）合三子养亲汤（《韩氏医通》）加减。法半夏、茯苓、陈皮、苍术、白芥子、莱菔子、紫苏子、炙甘草。

备选方：寒痰较重，痰黏白如沫，怕冷者，加干姜、细辛以温肺化痰；久病脾虚者，酌加党参、白术以益气健脾。

外治法：针刺主穴取肺俞、中府、列缺、太渊；配穴取足三里、丰隆。

（七）痰热郁肺证

主症：咳嗽气息粗促，或喉中有痰声，痰多，痰质黏厚或稠黄，咯吐不爽，或有热腥味，或吐血痰，胸胁胀满，咳时引痛，面赤，或有身热，口干欲饮。

舌脉：舌质红，苔薄黄腻，脉滑数。

治法：清热化痰，肃肺止咳。

处方：清金化痰汤（《医学统旨》）加减。桑白皮、黄芩、栀子、知母、浙贝母、瓜蒌仁、桔梗、橘红。

备选方：痰热甚者，加竹沥、天竺黄、竹茹以清热化痰；痰黄如脓或腥臭者，加薏苡仁、冬瓜仁、金荞麦以清热化痰解毒。

外治法：针刺主穴取肺俞、中府、列缺、太渊[22]；配穴取尺泽、天突。

（八）胃气上逆证

主症：阵发性呛咳、气急，咳甚时呕吐酸苦水，平卧或饱食后症状加重，平素上腹部不适，常伴嗳腐吞酸、嘈杂或灼痛。

舌脉：舌质红，苔白腻，脉弦弱。

治法：降浊化痰，和胃止咳。

处方：旋覆代赭汤（《伤寒论》）加减。旋覆花、赭石、法半夏、党参、干姜、黄芩、枇杷叶。

备选方：反酸、烧心较甚者，加吴茱萸、黄连、煅瓦楞子以降逆制酸；呃逆较重者，加丁香、柿蒂；痰多者，加款冬花、紫菀以化痰止咳；兼痰气交阻者，可合用半夏厚朴汤；兼寒热错杂者，合用半夏泻心汤（《伤寒论》）；兼肝胃不和者，可用柴胡疏肝散（《医学统旨》）合左金丸（《丹溪心法》）；兼胆胃郁热者，可用龙胆泻肝汤（《医方集解》）合温胆汤（《千金要方》）；兼胃阴不足者，可用沙参麦冬汤（《温病条辨》）。

（九）肝火犯肺证

主症：上气咳逆阵作，咳时面红目赤，咳引胸痛，可随情绪波动增减，烦热咽干，常感痰滞咽喉，咯之难出，量少质黏，或痰如絮条，口干口苦，胸胁胀痛。

舌脉：舌质红，苔薄黄少津，脉弦数。

治法：清肺泄热，化痰止咳。

处方：黄芩泻白散（《症因脉治》）合黛蛤散（《中华人民共和国药典》）加减。桑白皮、地骨皮、黄芩、青黛、海蛤壳。

备选方：火热较盛，咳嗽频作，痰黄者，可加栀子、牡丹皮、浙贝母、枇杷叶以增清热止咳化痰之力；胸闷气逆者，加枳壳、旋覆花（包煎）以利肺降逆；胸痛者，加郁金、丝瓜络以理气和络；痰黏难咯者，酌加海浮石（先煎）、浙贝母、竹茹、瓜蒌以清热化痰降气；火郁伤津，咽燥口干，咳嗽日久不减者，酌加北沙参、麦冬、天花粉以养阴生津敛肺。

外治法：针刺主穴取肺俞、中府、列缺、太渊；配穴取太冲、行间、鱼际。

（十）肺阴亏虚证

主症：干咳，咳声短促，痰少黏白，或痰中见血，或声音嘶哑，午后潮热，颧红，手足心热，夜寐盗汗，口干咽燥，起病缓慢，日渐消瘦，神疲。

舌脉：舌质红，少苔，脉细数。

治法：养阴清热，润肺止咳。

处方：沙参麦冬汤（《温病条辨》）加减。北沙参、麦冬、天花粉、玉竹、桑叶、知母、川贝粉。

备选方：久咳气促者，加五味子、诃子以敛肺气；痰中带血者，加牡丹皮、白茅根、仙鹤草、藕节以清热止血；潮热者，酌加十大功劳叶、银柴胡、青蒿（后下）、鳖甲（先煎）、胡黄连以清虚热；盗汗者，加乌梅、牡蛎（先煎）；咯吐黄痰者，加海蛤壳、海浮石、黄芩以清热化痰；手足心热，梦遗者，加黄柏、女贞子、墨旱莲、五味子以滋肾敛肺；兼气虚者，可用生脉饮（《千金要方》）加减。

外治法：针刺主穴取肺俞、中府、列缺、太渊；配穴取膏肓、太溪。肺脾气虚者，可加脾俞、足三里；素体阳虚，咳嗽遇冷加重，证属虚寒者，以火针点刺督脉及膀胱经背俞穴。实证患者针刺用泻法；虚证患者针刺用平补平泻法。

八、中医预防

中医预防按照未病先防、既病防变和瘥后防复的原则制定。

（一）未病先防

咳嗽重在预防，首先是防线前移，养成良好的生活习惯，预防患肺系疾病。注意气候变化，做好防寒保暖，避免受凉，尤其在气候反常时更要注意调摄。戒吸烟、饮酒等不良习惯。可根据患者体质，辨证用药，预防调护。平素自汗，易于感冒，属肺卫不固者，可服用玉屏风散；气阴两虚者，可服用生脉饮。对慢性久咳的肾虚患者，应嘱其进行适当的体育锻炼，以提高肺的通气功能，增强抗病能力。

（二）既病防变

此阶段仍以原发疾病为主，咳嗽痰多，饮食不宜肥甘厚味，以免蕴湿生痰。风热、气火、风燥、肺阴虚咳嗽，不宜食辛辣香燥之品及饮酒，以免伤阴化燥助热。痰多者，应尽量鼓励其将痰排出；咳而无力者，可翻身拍背等以助痰液排出，必要时应吸痰，但吸痰时要避免刺激或损伤咽喉。

（三）瘥后防复

对患者及家属施行健康教育，包括与咳嗽相关的基础知识、药物知识、症状监控、饮食运动指导及改善生活方式等。患者教育应贯穿于咳嗽管理的全过程。适当参加体育锻炼，以增强体质，提高抗病能力。

九、中医康复

（一）运动康复

评估患者肺功能耐受情况，指导患者进行可耐受的有氧运动，如慢走、打太极拳等，每次活动前应充分热身，避免剧烈运动，每日半小时，依据循序渐进原则逐渐增加运动量。

（二）外治法

1. 艾灸

选大椎、肺俞（或风门）、膏肓穴[23]。

采用麦粒灸，3～5 日治疗 1 次，5 次为 1 个疗程；或予艾条灸，每日 1 次，每次 5～10 分钟，以皮肤潮红为度，可与针刺配合应用，适用于慢性支气管炎。

2. 穴位贴敷

穴位贴敷可用疏风宣肺、止咳化痰药贴敷胸背部腧穴，亦可取穴天突、大椎、肺俞（双）、中府等穴。[24]

3. 民间疗法

蜂针疗法，蜂毒味辛、苦，性平，归肝、肺经，能够祛风湿、止痛。现代医学认为，它是一种药理和生化活性高度复杂的混合物，成分包含多肽类、酶类、胺类，如蜂毒肽、蜂毒明肽、肥大细胞脱粒肽、磷脂酶 A2、透明质酸酶、组织胺等，具有镇痛、抗炎、改善微循环、抗肿瘤等作用[25]，可以有效改善临床症状[26]。主穴取肺俞（双）、定喘（双）肾俞（双）、丰隆（双）；配穴膏肓取俞（双）、曲池（双）、孔最（双）、足三里（双）。脾虚痰多者，加脾俞（双）、丰隆（双）；喘甚者，加天突；气血两虚者，加脾俞（双）、肝俞（双）、足三里（双）。隔日灸 1 次 ，7 次为 1 疗程，休息 3～4 天后再行第 2 疗程[27]。

（三）膏方

肺虚久咳方，慢性咳嗽者可用熟地、山茱萸、蛤蚧、山药、五味子、菟丝子、补骨脂、黄芪、半夏、白芥子等中药制成膏方内服。

（四）药膳

（1）太子参无花果瘦肉汤：太子参 20 g，无花果 50 g，蜜枣 2 个，瘦肉 400 g，生姜 3 片。此药膳能健胃，理肠，益气润肺，对干咳无痰、喉咙痕痒、大声说话便会咳嗽有作用，可用于脾胃虚弱或消化不良。

（2）山药沙参玉竹鸭肉汤：沙参 15 g，山药 30 g，玉竹 15 g，鸭肉 250 g，瘦肉 250 g，生姜 3 片。此药膳养胃止渴，补气生津，解五脏之热，对阴虚咳嗽、口干欲饮、防感冒、急慢性支气管炎、糖尿病有益。

（3）南北杏煲鳄鱼肉或南杏枇杷叶炖鲫鱼：南北杏各 15 g，鳄鱼肉 150 g，瘦肉 200 g；或南杏 12 g，枇杷叶 20 g，白鲫 1 条。此药膳可止咳，提高呼吸道免疫力。

（4）党参百合猪肺：党参 30 g，百合 50 g，猪肺 1 个，生姜 3 片。此药膳党参补中益气，百合温肺止咳，有养胃生津、安神润肺的作用，可调理老年慢性支气管炎。

十、中医护理

（一）日常生活

避免置身于不良空气当中，雾霾天更应注意健康，减少外出及室内通风，使用防雾霾口罩、室内安置空气净化器可有效减少雾霾吸入，预防对身体的损害；长期卧床或痰多难咳患者应定期护理，如翻身拍背、时常活动，可助痰排出。必要时吸痰，但操作时要避免刺激或损伤咽部。

（二）饮食调理

饮食调理宜清淡、易消化的食物，戒烟戒酒，忌膏粱厚味、暴饮暴食，少食多餐；忌食辛辣、醇酒、咖啡之品。

（三）情志调理

（1）重视情志护理，避免七情过极，避免情志刺激。

（2）加强疾病常识宣教，正确认识疾病，学会自我心理调节，避免焦虑、紧张、抑郁、恐惧等不良情绪，保持心情舒畅。

附件 1

简易咳嗽程度评分表（CET）

请阅读以下问题，并根据您目前的咳嗽情况在相应的地方打“√”。

问题条目	无	很少	有一些	经常	频繁
1. 您白天[1]有咳嗽吗？					
2. 您会因咳嗽而影响睡眠吗？					
3. 您有剧烈咳嗽吗？					
4. 您会因咳嗽影响工作、学习和日常活动吗？					
5. 您会因咳嗽而焦虑吗？					

附件 2

莱彻斯特咳嗽生活质量问卷（LCQ）中文版

1. 在最近的两周里，您会因咳嗽而感到胸痛或腹痛吗？

①一直都是　②大部分时间都会　③经常会　④有时会　⑤偶尔会　⑥几乎不会　⑦从来没有

2. 在最近的两周里，您曾被咳痰困扰吗？

①一直都是　②大部分时间都会　③经常会　④有时会　⑤偶尔会　⑥几乎不会　⑦从来没有

3. 在最近的两周里，您曾因咳嗽而觉得疲倦乏力吗？

①一直都是　②大部分时间都会　③经常会　④有时会　⑤偶尔会　⑥几乎不会　⑦从来没有

4. 在最近的两周里，您能控制您的咳嗽吗？

①从来没有　②几乎不　③偶尔能　④有时能　⑤经常可以　⑥大部分时间可以　⑦一直可以

5. 在最近的两周里，您曾因咳嗽而觉得尴尬难堪吗？

①一直都是　②大部分时间都会　③经常会　④有时会　⑤偶尔会　⑥几乎不会　⑦从来没有

6. 在最近的两周里，您会因咳嗽而感到焦虑吗？

①一直都是　②大部分时间都会　③经常会　④有时会　⑤偶尔会　⑥几乎不会　⑦从来没有

7. 在最近的两周里，您的学习、工作或其他计划受到咳嗽的影响吗？

①一直都是　②大部分时间都会　③经常会　④有时会　⑤偶尔会　⑥几乎不会　⑦从来没有

---

① 白天是指晨起至入睡前这段时间。

8．在最近的两周里，您的休闲或娱乐受到咳嗽的影响吗？

①一直都是 ②大部分时间都会 ③经常会 ④有时会 ⑤偶尔会 ⑥几乎不会 ⑦从来没有

9．在最近的两周里，您曾因闻到油漆、烟雾等而咳嗽吗？

①一直都是 ②大部分时间都会 ③经常会 ④有时会 ⑤偶尔会 ⑥几乎不会 ⑦从来没有

10．在最近的两周里，您的睡眠受到咳嗽的干扰吗？

①一直都是 ②大部分时间都会 ③经常会 ④有时会 ⑤偶尔会 ⑥几乎不会 ⑦从来没有

11．在最近的两周里，您每天都有阵发性的咳嗽吗？

①一直都是 ②大部分时间都会 ③经常会 ④有时会 ⑤偶尔会 ⑥几乎不会 ⑦从来没有

12．在最近的两周里，您会因咳嗽而觉得失落或沮丧吗？

①一直都是 ②大部分时间都会 ③经常会 ④有时会 ⑤偶尔会 ⑥几乎不会 ⑦从来没有

13．在最近的两周里，您会因咳嗽而感到厌烦吗？

①一直都是 ②大部分时间都会 ③经常会 ④有时会 ⑤偶尔会 ⑥几乎不会 ⑦从来没有

14．在最近的两周里，您会因咳嗽而声音嘶哑吗？

①一直都是 ②大部分时间都会 ③经常会 ④有时会 ⑤偶尔会 ⑥几乎不会 ⑦从来没有

15．在最近的两周里，您觉得精力充沛吗？

①从来没有 ②几乎不会 ③偶尔会 ④有时会 ⑤经常会 ⑥大部分时间会 ⑦一直都是

16．在最近的两周里，您会担心咳嗽暗示着某些严重疾病吗？

①一直都是 ②大部分时间都会 ③经常会 ④有时会 ⑤偶尔会 ⑥几乎不会 ⑦从来没有

17．在最近的两周里，您会担心别人认为您有病吗？

①一直都是 ②大部分时间都会 ③经常会 ④有时会 ⑤偶尔会 ⑥几乎不会 ⑦从来没有

18．在最近的两周里，您会因咳嗽中断谈话或电话交谈吗？

①一直都是 ②大部分时间都会 ③经常会 ④有时会 ⑤偶尔会 ⑥几乎不会 ⑦从来没有

19．在最近的两周里，您觉得咳嗽干扰了您的同学、朋友或家人吗？

①一直都是 ②大部分时间都会 ③经常会 ④有时会 ⑤偶尔会 ⑥几乎不会 ⑦从来没有

参考文献

[1] 中华医学会呼吸病学分会哮喘学组. 咳嗽的诊断与治疗指南（草案）[J]. 中华结核和呼吸杂志，2005，28（11）：738－744.

[2] 李湘，栗萱，田应选. 老年慢性呼吸系统疾病的流行病学特征[J]. 实用老年医学，2025，39（3）：217－222.

[3] VAN MANEN M J G，BIRRING S，VANCHERI C，et al. Cough in idiopathic pulmonary fibrosis [J]. European Respiratory Review，2016，25（141）：278－286.

[4] MOLASSIOTIS A，LOWE M，ELLIS J，et al. The experience of cough in patients diagnosed with lung cancer [J]. Support Care Cancer，2011，19（12）：1997－2004.

[5] 陈志斌. 晁恩祥教授辨治风咳学术经验及临证特色 [J]. 福建中医药，2017，48（4）：53－54，62.

[6] 季坤，王丽云，董尚娟，等. 史利卿教授祛风宣肺法治疗感染后咳嗽经验 [J]. 环球中医药，2018，11（12）：1940－1942.

[7] 刘晓，张璞，李国华，等. 从风论治咳嗽变异性哮喘病因病机研究[J]. 世界最新医学信息文摘，2019，19（82）：278，281.

[8] 林彬，史利卿，马建岭，等. 慢性咳嗽伏邪病机认识探讨 [J]. 现代中医临床，2017，24（5）：12－15.

[9] 唐光华，姜良铎. 咳嗽从状态论治 [M]. 北京：中国中医药出版社，2018.

[10] 师艺航，孙增涛. 从“风邪致病”论治慢性咳嗽高敏感性 [J]. 中医杂志，2021，62（7）：638－640.

[11] 于晓敏. 从风论治咳嗽变异性哮喘的研究进展 [J]. 内蒙古中医药，2021，40（3）：150－152.

[12] 秦岭，刘赟，任思秀. 任思秀从风论治喉源性咳嗽 [J]. 河南中医，2021，41（3）：375－378.

[13] 徐歆，范伏元. 范伏元从风论治慢性咳嗽经验 [J]. 江西中医药，2020，51（5）：33－35.

[14] 张召杨，孙增涛，刘南飞，等. 肺脾相关理论及临床应用研究[J]. 陕西中医，2020，41（11）：1623－1626，1631.

［15］白逸晨．慢性咳嗽肺脾相关病机探讨及临床特点观察［D］．北京：北京中医药大学，2019.

［16］彭劲，王志兴，梁云武，等．浅析《黄帝内经》对咳嗽病因病机的认识和针灸治疗方法［J］．中医临床研究，2021，13（11）：115－116.

［17］叶威，王新华．从肺肠微生物群变化探讨“肺与大肠相表里”治疗呼吸系统疾病［J］．浙江中西医结合杂志，2019，29（7）：592－596.

［18］王俏，王有鹏，施国善，等．从肺胃肠相关理论探讨咳嗽变异性哮喘的证治［J］．中医杂志，2018，59（19）：1689－1691.

［19］RICHARD S，IRWIN．Assessing cough severity and efficacy of therapy in clinical research：ACCP evidence-based clinical practice guidelines［J］．Chest，2006，129（1）：232S－237S.

［20］ZHAN W Z，ZHANG L T，JIANG M，et al．A new simple score of chronic cough：cough evaluation test［J］．BMC Pulmonary Medicine，2020，20（1）：68.

［21］MA W，YU L，WANG Y，et al．Changes in health-related quality of life and clinical implications in Chinese patients with chronic cough［J］．Cough，2009，5（1）：1－7.

［22］张圆，程海英．程海英运用多种针法治疗咳嗽经验［J］．北京中医药，2020，39（5）：446－449.

［23］刘静，陈伟．艾灸联合中医护理对慢性支气管炎患者应用和预后影响［J］．中国中医药现代远程教育，2020，18（4）：313－315.

［24］李延梅．穴位敷贴治疗慢性咳嗽的疗效观察与护理探讨［J］．中国农村卫生，2019，11（24）：62－63.

［25］张冰清，刘晓波．蜂毒的主要成分及药理作用的研究进展［J］．药学研究，2016，35（3）：172－174.

［26］卢晋，罗钦，何昭璇，等．近十年蜂针的临床应用概况［J］．成都中医药大学学报，2020，43（2）：65－69.

［27］张志荣，成润娣．蜂针治疗慢支、哮喘、支扩59例［J］．江苏中医，1992，13（7）：23.

老年便秘中医诊疗方案

一、概述

便秘是一组表现为排便困难和（或）排便次数减少、粪便干硬的症状。排便困难包括排便费力、排出困难、排便不尽感、肛门直肠堵塞感、排便费时和需辅助排便；排便次数减少指每周排便少于 3 次。病程 6 个月以上为慢性便秘。[1]

慢性便秘是一种常见的老年综合征。成人慢性便秘的患病率为 4.0% ~ 10.0%，60 岁及以上老年人群为 15.0% ~ 20.0%，84 岁及以上可达 20.0% ~ 38.0%，在接受长期照护的老年人中甚至高达 80.0%。目前国内大部分相关研究显示，女性慢性便秘患病率高于男性。慢性便秘分为原发性便秘（也称特发性便秘或功能性便秘）和继发性便秘。功能性疾病所致便秘主要由结肠、直肠肛门的神经平滑肌功能失调所致，结合肠道动力学的特点分为 4 个亚型：①结肠慢传输型便秘（STC）。常见于老年人结肠动力减退，其特点是结肠传输时间延长，主要表现为排便次数减少、粪便干硬、排便费力。②排便障碍性便秘。亦在老年人群中多见，存在盆底肌协调障碍，主要表现为排便费力、排便不尽感、排便时肛门直肠堵塞感、排便费时，甚至需要手法辅助排便。③混合型便秘。同时存在结肠传输延缓和肛门直肠排便障碍。④正常传输型便秘（NTC）。多为便秘型肠易激综合征（IBS－C），为直肠顺应性和敏感性异常，该型老年人少见，主要表现为腹痛、腹部不适与便秘相关，排便后可缓解。

继发性便秘分为器质性疾病便秘和药物相关性便秘。慢性便秘造成老年人生存质量下降，加重经济和社会负担。对于有心脑血管基础病的老年人，便秘易诱发脑出血、心绞痛、心肌梗死而危及生命；慢性便秘可导致老年人“粪石性”肠梗阻，加重痔疮和直肠脱垂，诱发憩室病和憩室炎，诱发或加重腹壁疝，诱发缺血性结肠炎，诱发尿潴留和尿道感染，增加结肠癌、阿尔茨海默病、肝性脑病的风险，也会对老年人精神心理造成障碍。[2]

二、源流

便秘之症首见于《内经》，其称便秘为“后不利”“大便难”；汉代张仲景《伤寒杂病论》称便秘为“脾约”；《景岳全书》将便秘分为阳结、阴结；而“便秘”一名首见于清代沈金鳌所著《杂病源流犀烛》，沿用至今。

三、病因病机

（一）病因

（1）饮食不节，过食肥甘厚腻，可致胃肠积热，大便干结，恣食生冷，可致阴寒凝滞，腑气不通。

（2）情志失调，思虑过度，或久坐少动，致使气机瘀滞，腑失通降。

（3）劳倦过度，年老体虚或病后气血亏虚，气虚则大肠传送无力，血虚则肠道失于濡润，大肠传导失司。

（4）屡用苦寒泻下药物，则耗伤阳气，肠道失于温煦。

（二）病机

病位主要在大肠，与肺、脾（胃）、肝、肾各脏腑的功能失调相关。肺与大肠相表里，肺失宣降，则大肠传导无力；脾虚运化失常，则糟粕内停；胃热炽盛，耗伤津液，则肠失濡润；肝气郁结，气机壅滞，或气郁日久化火伤津，则腑失通利；肾主水而司二便，肾阴不足，肠道失濡，肾阳不足，失于温通，皆可发本病。

四、辨证要点

（一）辨大肠通降不利，传导失司

阳明燥热伤津、气滞腑失通降、寒邪凝滞肠腑、气虚推动无力、血虚肠道失荣、阴虚肠道失荣、阳虚肠失温煦，亦有湿、淤所致的湿秘和瘀血秘。

（二）辨寒、热、虚、实，常相互兼夹或转化

肠道炽热，久延不愈，津液渐耗，肠失濡润，病情可由实转虚；气血不

足，运化失健，饮食停滞，胃肠炽热，则可由虚转实。屡用苦寒泻下药物，耗伤阳气，阳虚不能温通，则可由热转寒；寒凝日久，郁而化热伤阴，则可由寒转热；病情日久，又可见寒热虚实夹杂之象。

五、诊断及病情评估方法

（一）危险因素评估

从液体量的摄入（<1.5 L）、饮食咀嚼情况（纤维素摄入小于25 g/d）、活动量或卧床情况、家庭环境、精神心理因素（焦虑自评量表、抑郁自评量表）、社会支持（社会支持评定量表，SSRS）进行评估，找出问题。

（二）临床评估

1. 便秘症状和粪便性状

便秘症状包括排便次数、排便习惯和排便困难的程度；粪便性状用布里斯托（Bristol）大便分类法进行评估，也可用便秘患者症状自评量表（PAC－SYM，见附件）。

2. 报警征象

报警征象包括便血、粪隐血试验阳性、贫血、食欲变化、体重变化、腹痛、腹部包块、排便习惯改变等，患者既往有无结直肠息肉、结直肠癌、炎症性肠病等肠道疾病家族史。必要时需进行结肠镜检查。

3. 直肠指检

了解肛门括约肌功能，了解有无粪便嵌塞、肛门狭窄、直肠脱垂、直肠肿块等。

4. 功能检查

根据结肠传输时间、肛门直肠测压、排粪造影，将功能性便秘分为NTC、STC、排便障碍型便秘和混合型便秘。

5. 便秘严重程度分级

轻度——症状较轻，不影响日常生活；重度——症状严重且持续，严重影响工作、生活，需要持续药物治疗；中度——介于轻度和重度之间。

六、常见共病评估方法

第一，便秘相关性器质性疾病、共病和全身状况。

第二，用药情况，包括共病的多重用药，既往用泻药的种类、剂量、频次和时限。

第三，认知功能状况，老年便秘患者认知功能障碍的发生率高，可采用简易智力状态检查量表评估。

第四，精神、心理因素，可采用焦虑自评量表、抑郁自评量表。

第五，老年衰弱，采用 Fried 标准。

七、中医证治[3-5]

（一）热积秘

主症：大便干结，腹胀或腹痛。

次症：口干，口臭，面赤，小便短赤。

舌脉：舌质红，苔黄，脉滑。

治法：清热润下。

处方：麻子仁丸。火麻仁、芍药、杏仁、大黄、厚朴、枳实。

备选方：大便干结难下者，加芒硝、番泻叶；热积伤阴者，加生地黄、玄参、麦冬。

中成药：麻仁丸、麻仁软胶囊、麻仁润肠丸、通便宁片、清肠通便胶囊。

（二）寒积秘

主症：大便艰涩，腹中拘急冷痛，得温痛减。

次症：口淡不渴，四肢不温。

舌脉：舌质淡暗，苔白腻，脉弦紧。

治法：温通导下。

处方：温脾汤。人参、附子、干姜、大黄、甘草、当归、芒硝。

备选方：腹痛如刺、舌质紫暗者，加桃仁、红花；腹部胀满者，加厚朴、枳实。

中成药：苁蓉润肠口服液。

（三）气滞秘

主症：排便不爽，腹胀。

次症：肠鸣，胸胁满闷，呃逆。

舌脉：舌质暗红，苔薄，脉弦。

治法：行气导滞。

处方：六磨汤。槟榔、沉香、木香、大黄、乌药、枳壳。

备选方：忧郁寡言者，加郁金、合欢皮（花）；急躁易怒者，加当归、芦荟。

中成药：四磨汤口服液、枳实导滞丸。

（四）气虚秘

主症：排便无力，腹中隐隐作痛，喜揉喜按。

次症：乏力懒言，纳差。

舌脉：舌质淡红，舌体胖大或边有齿痕，苔薄白，脉弱。

治法：益气运脾。

处方：黄芪汤。炙黄芪、麻子仁、陈皮、白蜜。

备选方：乏力出汗者，加党参、白术；气虚下陷脱肛者，加升麻、柴胡；纳呆食积者，加莱菔子。

中成药：芪蓉润肠口服液。

（五）血虚秘

主症：大便干结，排便困难，面色少华。

次症：头晕，心悸，口唇色淡。

舌脉：舌质淡，苔薄白，脉细弱。

治法：养血润肠。

处方：润肠丸。当归、生地黄、火麻仁、桃仁、枳壳。

备选方：头晕者，加熟地黄、桑椹、天麻；气血两虚者，加黄芪、白术。

中成药：五仁润肠丸。

（六）阴虚秘

主症：大便干结如羊矢，口干欲饮。

次症：手足心热，形体消瘦，心烦少眠。

舌脉：舌质红，舌体有裂纹，苔少，脉细。

治法：滋阴润燥。

处方：增液汤。玄参、麦冬、生地黄。

备选方：大便干结者，加火麻仁、杏仁、瓜蒌仁；口干者，加玉竹、石斛；烦热少眠者，加女贞子、墨旱莲、柏子仁。

中成药：滋阴润肠口服液。

（七）阳虚秘

主症：大便干或不干，排出困难，畏寒肢冷。

次症：面色㿠白，腰膝酸冷，小便清长。

舌脉：舌质淡，舌体胖，苔白，脉沉细。

治法：温阳泻浊。

处方：济川煎。当归、牛膝、肉苁蓉、泽泻、升麻、枳壳。

备选方：腹中冷痛者，加肉桂、小茴香、木香；腰膝酸冷者，加锁阳、核桃仁。

中成药：便秘通、苁蓉通便口服液。

八、中医预防

（一）饮食调理

调整饮食结构，保持足够的纤维素和水分摄入。推荐每日摄入膳食纤维大于或等于 25 g，膳食纤维包括可溶性和不溶性膳食纤维，鲜嫩的蔬菜瓜果含可溶性纤维比例较高，细滑、口感较好，对老年人尤为适合；市售菊糖粉剂是从植物中提取的天然可溶性纤维，是一种优质的膳食纤维补充剂。老年人应养成定时和主动饮水的习惯，不要在感到口渴时才饮水，推荐每日饮水 1.5 ~ 1.7 L，每次 50 ~ 100 mL，温开水或淡茶水。

（二）合理运动

散步、拳操等形式不限，以安全（不跌倒）、不感觉劳累为原则，避免久坐，对卧床患者，即便是坐起、站立或能在床边走动都是有益的。

（三）建立正确的排便习惯

培养良好的排便习惯，利用生理节律建立排便条件反射，每天定时排便，结肠活动在晨醒、餐后最为活跃，推荐在晨起或餐后 2 小时内尝试排便，排便时集中注意力，减少外界因素的干扰。

（四）训练排便

通过反复训练患者排便时腹肌、盆底肌和肛门括约肌的适时舒张和收缩，改善患者排便的生物反馈。

九、中医特色疗法

（一）灌肠疗法

实证者，可选大黄、芒硝；虚证者，可选当归、桃仁、火麻仁。也可在辨证分型基础上选用中药复方煎剂灌肠。

（二）针灸疗法

针刺手法：实证便秘，以泻法为主，强刺激，按压腹部穴位如天枢，以局部产生揪痛感为宜；虚证便秘，针刺手法以补法为主，轻刺激，以局部得气为宜，可加用温针灸或者灸盒悬灸，以热感向皮下组织渗透为佳。

针刺主穴多选用天枢、大肠俞、支沟、上巨虚等穴。热积秘者，加合谷、曲池、内庭；气滞秘者，加中脘、太冲；寒积秘者，加关元；气虚秘者，加脾俞、胃俞、肺俞、气海；阴虚秘、血虚秘者，加足三里、三阴交；阳虚秘者可艾灸神阙、关元。耳穴压豆常选胃、大肠俞、直肠、交感、皮质下、三焦俞等穴。

（三）敷贴疗法

敷贴药物：①实证便秘，药方如大黄、芒硝、甘遂、冰片。②虚证便秘，药方如肉桂、大黄、丁香、木香、黄芪、当归。

穴位选择：虚证和实证便秘均可选神阙；实证便秘可选膈俞、脾俞、胃俞、三焦俞、大肠俞；虚证便秘可选肺俞、膈俞、脾俞、肾俞、关元俞。敷贴疗程为每日1次，每次6～8小时，3～5天1个疗程。

十、中医护理

（一）精神心理疏导

提高患者对便秘的认知水平，让患者认识到便秘可防可治，良好的心理状态、睡眠和饮食习惯有助于缓解便秘，对有明显心理障碍的患者给予抗抑郁焦虑药物治疗，严重精神心理异常者转至心理专科接受治疗。

（二）训练认知功能

对存在认知功能障碍的患者，应进行包括时间及空间定向力、记忆力、注意力、语言沟通功能训练，不仅可改善认知功能，还间接增加了活动量，提高日常生活能力，有利于便秘的预防和治疗。

（三）合理用药

避免大量或长期服用蒽醌类刺激性泻药，包括大黄、番泻叶、芦荟、决明子、何首乌等，容易引起结肠黑变。何首乌等可导致肝功能损伤，服药过程中需定期检查肝功能。

附件

便秘患者症状自评量表（PAC－SYM）

症状		严重程度（Liskert 5 级评分法）				
		无	轻微	中等程度	严重	非常严重
		0 分	1 分	2 分	3 分	4 分
粪便性状	粪质坚硬					
	粪量少					
直肠症状	排便次数减少					
	排便费力					
	排便疼痛					
	排便不尽感					
	有便意而难以排出					
	直肠出血或撕裂					
	直肠烧灼感					
腹部症状	胃痛					
	腹部痉挛疼痛					
	腹部胀满					
评分		患者自评，回顾时间 2 周				

参考文献

[1] 中华医学会消化病学分会胃肠动力学组，功能性胃肠病协作组．中国慢性便秘专家共识意见［J］．中华消化杂志，2019，39（9）：577－598.

[2] 中华医学会老年医学分会中华老年医学杂志编辑委员会．老年人慢性便秘的评估与处理专家共识［J］．中华老年医学杂志，2017，36（4）：371－381.

[3] 中华中医药学会脾胃病分会. 便秘中医诊疗专家共识意见（2017）[J]. 中医杂志，2017，58（15）：1345－1350.

[4] 中华中医药学会脾胃病分会. 慢性便秘中医诊疗共识意见［J］. 北京中医药，2011，30（1）：3－7.

[5] 北京协和医院. 老年医学诊疗常规［M］. 北京：人民卫生出版社，2012.

老年不寐中医诊疗方案

一、概述

老年不寐是指外邪扰动，或正虚失养，导致神不安舍，临床以经常性不能获得正常睡眠为特征的一种病证。失眠是以频繁而持续的入睡困难或睡眠维持困难并导致睡眠满意度不足为特征的睡眠障碍，患者尽管有适当的睡眠机会和睡眠环境，依然对于睡眠时间和（或）睡眠质量感到不满足，并且影响日间社会功能。主要症状表现为入睡困难（入睡潜伏期超过 30 分钟）、睡眠维持障碍（整夜觉醒次数大于等于 2 次）、早醒、睡眠质量下降和总睡眠时间减少（通常少于 6 小时），同时伴有日间功能障碍。[1] 失眠引起的日间功能障碍主要包括疲劳、情绪低落或易激惹、躯体不适、认知障碍等。长期失眠影响个体的正常生活和工作，增加各种健康问题的风险。严重的睡眠缺失将降低患者的工作效率和警觉水平，甚至有可能引发恶性意外事故，造成巨大的个人和社会负担。

失眠症是临床最常见的睡眠障碍，流行病学研究显示，中国 45.4% 的被调查者在过去 1 个月中曾经历过不同程度的失眠，符合失眠症诊断标准者占 10% ~15%，且呈慢性化病程，近半数严重失眠可持续 10 年以上。比较一致的结论是失眠患病率随年龄增长而增加，且女性高于男性。老年人失眠一般指 60 岁以上人群，调查显示，65 岁人群失眠症罹患率约为 40%。[2-3] 老年人失眠症的特点是睡眠片段化、浅睡易醒、早醒和日间打盹增加，更常见认知损害和跌倒。根据国际睡眠障碍分类第 3 版（ICSD－3－TR）可知，失眠症分为慢性失眠症（病程大于等于 3 个月）、短期失眠症（病程小于 3 个月）及其他类型的失眠症。[4] 本章主要讨论老年人慢性失眠症。

老年人在生理性衰老、睡眠能力下降的基础上，各种躯体疾病、精神障碍以及心理应激作用均可导致失眠，主要有：①环境因素。老年人适应能力下降，环境、气温、气候、声音等均可导致失眠。②不良生活习惯。退休后原有生活节奏改变，白天活动减少，睡前有喝浓茶或咖啡、饮酒、吸烟、看电视太晚等不良习惯。③社会因素。离开了工作环境，应激因素主要以健康、经济问题为主，生活应激导致兴奋、喜悦、焦虑、悲伤、恐惧等情绪变化，均影响睡眠。④躯体疾病。老年人罹患躯体疾病是导致失眠的常见原因，包括神经性疾病、呼吸障碍、心血管疾病、慢性疼痛、瘙痒性皮肤病等。⑤精神疾病。老年期心理障碍高发是失眠的另一重要因素。失眠是焦虑障碍、抑郁障碍、精神分裂症及某些人格障碍精神病的常见症状。⑥某些老年相关性睡眠障碍如睡眠呼吸障碍、不宁腿、快速动眼期行为障碍等导致失眠。⑦药物因素。老年人因各种疾病服用药种类增加，如利尿剂、茶碱、钙通道阻滞剂、类固醇、甲状腺药物等可直接或间接引起失眠。[5]

失眠症是中医能有效治疗的疾病之一，中医药治疗失眠症具有明显的特色和优势。使用镇静安眠药的不良反应如成瘾性、依赖性、戒断性反应、抑制呼吸、影响昼间觉醒质量、行为，甚至容易出现操作性事故等严重的医疗、社会问题越来越受到关注。为发挥中医药的优势，规范中医药在老年不寐的合理评估和干预中的应用，便于中医老年医学工作者在失眠症的临床实践应用，笔者撰写了老年不寐中医诊疗方案。

二、源流

中医对失眠症的认识和治疗历史悠久，不寐始见于《难经》《内经》，其中有“目不瞑”“不得眠”“不得卧”等名称。中医对失眠症在不同历史时期有不同的病因病机和治疗研究。

《内经》曰：“卫气不得入于阴，常留于阳，留于阳则阳气满……不得入于阴则阴气虚，故目不得瞑矣。”《灵枢·邪客》曰：“今厥气客于五脏六腑，则卫气独卫其外……故目不瞑。”《素问·逆调论篇》记载有“胃不和则卧不安”，后世医家引申为凡脾胃不和，痰湿、食滞内扰，以致寐寝不安者均属于此。

汉代张仲景在《伤寒论》及《金匮要略》中将失眠的病因分为外感和内伤两类，如治疗“少阴病……心中烦、不得卧”的黄连阿胶汤和治疗“虚劳虚烦不得眠”的酸枣仁汤。唐代孙思邈以温胆汤治疗大病后因胆寒造成的虚烦不得眠，现在已成为治疗精神疾病诱发失眠的良方。金代李杲认为失眠的病因与心火偏亢、阴血不足有关，代表方有朱砂安神丸。明代医家薛己创立了归脾汤和天王补心丹。明代韩懋的《韩氏医通》中亦收录了交通心肾的交泰丸。明代秦景明的《症因脉治·不得卧论》专论失眠，从外感和内伤辨证，重在分清寒热虚实。明代张景岳提出了从阴引阳、从阳引阴的治疗大法，提出了7种类型，14种方法。清代吴澄在《不居集》中提出了不得眠的12种原因及治疗方法。清代王清任提出了应用活血化瘀法治疗睡眠障碍的方剂，并被后世广泛应用。

老年不寐因其与年龄增长密切相关的特性，在众多典籍中也颇受关注，《灵枢·营卫生会》曰："老者之气血衰，其肌肉枯，气道涩……昼不精，夜不瞑。"说明老年人气血亏虚，脏腑机能减退的体质状态是其"昼不精，夜不瞑"的主要原因。明代戴元礼《秘传证治要诀》提出："不寐有两种，有病后虚弱及年高阳衰不寐。"清代《冯氏锦囊》亦提出："壮年人肾阴强盛，则睡沉熟而长，老年人阴气衰弱，则睡轻微易知。"说明老年不寐的病因与肾阴衰及阳虚有关。近代多认为，老年人失眠多属于虚证，均由气血和脏腑功能失调，阴亏于内，阳浮于外，阳不入阴，心神失守所致。[6]

三、病因病机[7]

人的寤寐由心神控制，而营卫阴阳的正常运行是保证心神调节寤寐的基础。《灵枢·营卫生会》云："阴阳相贯，如环无端……营卫之行不失其常，故昼精而夜瞑。"凡影响营卫气血阴阳的正常运行，使神不安舍，都会成为不寐的病因病机。思虑劳倦，内伤心脾，阳不交阴，心肾不交，阴虚火旺，肝阳扰动，心胆气虚，胃中不和等，均可影响心神而导致不寐。《景岳全书·不寐》中将不寐病机概括为有邪、无邪两种类型。"不寐证虽病有不一，然唯知邪正二字则尽之矣。盖寐本乎阴，神其主也，神安则寐，神不安则不寐。其所以不安者，一由邪气之扰，一由营气不足耳。有邪者多实证，无邪者皆虚证。"

（一）病因

1. 感受外邪

《灵枢·邪客》云："邪气之客人也，或令人目不瞑，不卧出。"外邪中以火热为直接原因较多，其他如阴寒、水湿、风寒等多是造成失眠的间接原因。

2. 情志失常

喜、怒、忧、思、悲、恐、惊等情志过极是失眠常见的直接病因，而思虑劳倦是长期不寐的重要原因。

3. 饮食不节

饮食不节、暴饮暴食是失眠的原发病因。《素问·逆调论篇》："阳明者胃脉也……胃不和则卧不安。”有些饮料如酒、咖啡、浓茶也是造成失眠的直接原因，长期嗜食肥甘厚味亦可成为不寐的间接原因。

4. 体质不足

体虚不足或因禀赋不足，心胆虚怯；或因年老体衰，阴阳亏虚。如明代《证治准绳·杂病》云：“年高人，阳衰不寐。”

5. 久病不寐

久病之人失眠常继发于各种疾病过程中或疾病之后。病久或因耗伤正气而致体虚不足，或因痰火内扰，致心神失舍而失眠。

（二）病机

本病为心不藏神，神不安其宅，其病势总是由外向内，由其他脏腑向心主发展。

本病的根本病机在于外邪侵袭、饮食不节、情志所伤、体虚劳倦等因素，造成脏腑功能失调，产生火（实火、虚火）、湿、痰等病邪及气、血、阴阳亏虚，互相联系，相互转化，最终形成邪气，扰动心神，或心神失其濡养温煦，致使神不安宅而成为失眠。

四、辨证要点

老年不寐以本虚标实多见。虚证多属阴血不足，责在心脾肝肾。实证多因肝郁化火，食滞痰浊，胃腑不和。治疗当分轻重缓急，补虚泻实，调整阴阳。虚者宜补其不足，益气养血，滋补肝肾；实者宜泻其有余，消导和中，清火化痰。实证日久，气血耗伤，亦可转为虚证。虚实夹杂者，应补泻兼顾为治。

五、诊断及病情评估方法

轻者入寐困难或寐而易醒，醒后不寐，连续3周以上；重者彻夜难眠，常伴有头痛、头昏、心悸、健忘、神疲乏力、心神不宁、多梦等症。本病证常有饮食不节，情志失常，劳倦、思虑过度，病后，体虚等病史。经各系统及实验室检查，未发现有妨碍睡眠的其他器质性病变。

（一）临床采用多导睡眠图来判断

①测定平均睡眠潜伏期时间延长（长于30分钟）。②测定实际睡眠时间减少（每夜不足5~6小时）。③测定觉醒时间增多（每夜超过30分钟）。

（二）睡眠日记和睡眠问卷

睡眠日记监测是最实用、最经济和应用最为广泛的睡眠评估方法之一，通过追踪患者较长时间内的睡眠模式，更准确地了解到患者的睡眠情况。睡眠问卷主要用于全面评估睡眠质量、睡眠特征和行为，以及与睡眠相关的症状和态度。目前较常使用的有 PSQI、睡眠行为量表等。

六、常见共病评估方法

中医认为，老年不寐多与情志病共现，易夹杂郁病、躁狂等，如中医所言“梅核气”“百合病”“狐惑”等。现代医学言精神疾病与失眠具有相关性，失眠是诊断抑郁与焦虑有意义的体征，也是精神分裂症和其他精神疾病早期临床的首发症状。临床借助焦虑量表、抑郁量表等评估。

七、中医证治[8-14]

不寐的中医治疗，包括辨证论治、针灸、推拿、按摩、导引疗法和非药物治疗等。

对于不寐的辨证论治是中医临床治疗的主要手段和主要特点，不寐多为情志所伤、饮食不节、劳逸失调、久病体虚等因素引起脏腑机能紊乱、气血失和、阴阳失调、阳不入阴而发病，其病位则以心、肝、胆、脾、胃为主。而老年不寐与各脏腑间功能减退密切相关，其病机虚实夹杂，脾肾二脏虚损，痰瘀实邪内扰。针对老年人五脏俱虚、脾肾为先的特点，通过调治脾肾，使得五脏阴阳调和，心神得充则眠。治疗上重视调治五脏本源，尤以脾、肾为主，痰瘀同治，调畅气机。

（一）心脾两虚证

主症：头蒙欲睡，睡而不实，多眠易醒，醒后难以复寐。

次症：心悸，健忘，神疲乏力，纳谷不香，面色萎黄，口淡无味，食后作胀。

舌脉：舌质淡白，脉细弱。

治法：补益心脾，养心安神。

处方：归脾汤加减。人参、白术、黄芪、当归、茯神、木香、远志、龙眼肉、酸枣仁、合欢皮、甘草。

备选方：人参、白术、黄芪、当归、熟地、芍药、阿胶、茯神、木香、远志、龙眼肉、酸枣仁、合欢皮、甘草。

中成药：归脾丸等。

外治法：埋线疗法治疗心脾两虚型失眠，取双侧神门、心俞、脾俞、肾俞、三阴交等腧穴，2 周埋线 1 次，疗程为 1 个。

（二）心胆气虚证

主症：心悸胆怯，不易入睡，寐后易惊，遇事善惊。

次症：气短倦怠，倦怠乏力。

舌脉：舌质淡白，脉弦细。

治法：益气养心，镇惊安神。

处方：安神定志丸合酸枣仁汤加减。人参、龙齿、茯神、石菖蒲、远志、川芎、合欢皮、知母、夜交藤、酸枣仁。

备选方：人参、白芍、当归、黄芪、龙齿、茯神、石菖蒲、远志、川芎、合欢皮、知母、夜交藤、酸枣仁。

中成药：安神定志丸、补肾安神丸等。

外治法：用斑蝥、生姜、大蒜按 1∶2∶5 的比例捣碎混合。取双侧神门，双侧太冲，右侧冲阳穴位，贴敷上述药物 24 小时，一次发泡为止。[15]

（三）心肾不交证

主症：夜难入寐，甚则彻夜不眠，心中烦乱。

次症：头晕耳鸣，腰膝酸软，潮热盗汗，五心烦热，咽干少津，男子遗精，女子月经不调。

舌脉：舌红少苔，脉细数。

治法：交通心肾，补心安神。

处方：六味地黄丸合交泰丸。黄连、肉桂、生地、熟地黄、山萸肉、山药、牡丹皮、茯苓、泽泻。

备选方：黄连、肉桂、生地、煅磁石、龙骨、熟地黄、山萸肉、山药、牡丹皮、茯苓、泽泻。

中成药：六味地黄丸、乌灵胶囊、天王补心丹。

外治法：上下交泰针刺。针刺取主穴，如神门、百会、安眠、内关、照海、太溪穴。配穴如心悸、心烦者加内关；口舌生疮者，加内庭；手足心热者，加大陵、太冲；小便淋沥者，加膀胱俞、中极；腰膝酸软者，加阳陵泉、悬钟；头晕目眩、耳鸣者，加风池、印堂、百会；盗汗者，加复溜、肺俞；男子梦遗加志室；女子月经不调加地机。[16]

（四）瘀血内阻证

主症：日久不寐，躁扰不宁，胸不任物或胸任重物。

次症：夜多惊梦，面色青黄。

舌脉：舌质暗紫，苔白，脉弦。

治法：活血化瘀。

处方：血府逐瘀汤。当归、生地黄、桃仁、红花、川芎、柴胡、桔梗、川牛膝、枳实、赤芍、甘草、牡丹皮、香附。

备选方：当归、赤芍、郁金、枳实、香附、合欢皮、沉香曲、川芎、石菖蒲、远志、炙甘草。

中成药：田七口服液、七叶神安片等。

外治法：针刺“安眠五穴”（风池、三阴交、郄门、神门、神安）及配穴选双侧血海、膈俞，配合耳穴贴压（心、神门、皮质下、交感）治疗。[17]

（五）痰热扰心证

主症：心烦不寐，噩梦纷纭，易惊易醒，胸闷脘痞，泛恶嗳气。

次症：口苦，头重，目眩，饮食少思。

舌脉：舌质红，苔黄腻，脉滑数。

治法：清化痰热，和中安神。

处方：黄连温胆汤。姜半夏、陈皮、竹茹、枳实、山栀、黄连、茯苓、远志、柏子仁、甘草。

备选方：加味温胆汤。

中成药：牛黄清心丸、安神温胆丸、百乐眠胶囊等。

外治法：辨证选取耳穴行耳穴压豆治疗，联合维生素 B_{12} 注射液在丰隆穴位注射。

（六）肝火扰心证

主症：突发不寐，性情急躁易怒，不易入睡或入睡后多梦惊醒。

次症：胸胁苦满，善太息，口干咽干，小便黄，大便便结。

舌脉：舌质红，苔黄，脉弦数。

治法：疏肝泻火，佐以安神。

处方：龙胆泻肝汤。龙胆草、黄芩、栀子、泽泻、车前子、当归、生地、醋柴胡、炙甘草、生龙骨、生牡蛎、磁石。

备选方：龙胆草、山栀子、当归、丹皮、白芍、柴胡、夏枯草、大黄、川芎、生地、黄连、珍珠母。

中成药：柴胡疏肝颗粒、龙胆泻肝丸、丹栀逍遥散。

外治法：用王不留行籽贴压颈椎区、神门、心俞、皮质下、肝俞、枕俞，每日按压 4～5 次，每次 2～3 分钟。

《灵枢·邪客》对“目不瞑”强调辨证求因、审因论治的原则，并提出了治疗方药，“补其不足，泻其有余，调其虚实，以通其道，而去其邪。饮半夏汤一剂，阴阳已通，其卧立至”。老年人因生理功能日渐衰退，脏腑机能渐趋低下，运化功能不足，易致病理产物滋生。在“以虚为主”的基础上，多夹杂痰、热、瘀等实邪而成虚实错杂证。

八、中医预防

（一）针灸治

1. 体针

主穴：神门、内关、百会、四神聪。肝火扰心者，加太冲、行间、风池；痰热扰心者，加太冲、丰隆；胃气失和者，加足三里、中脘、天枢；瘀血内阻者，加肝俞、膈俞、血海；心脾两虚者，加心俞、脾俞、三阴交；心胆气虚者，加心俞、胆俞；心肾不交者，加太溪、心俞、肾俞。

2. 耳穴疗法

主穴取神门、心俞、脾俞、肾俞、皮质下；配穴取枕俞、交感、内分泌、神经衰弱点。主穴、配穴合用，随证加减。

3. 穴位贴敷

穴位贴敷太阳穴、神门、涌泉穴。

4. 穴位埋线

取心俞、内关、神门、足三里、三阴交、肝俞、脾俞、肾俞、安眠穴。每次取 3～5 个穴位。将“00”号 1.5 厘米羊肠线装入 9 号一次性埋线针中，按基本操作方法埋入选定穴位中。半月埋线一次，1 个月一疗程。

5. 艾灸

艾灸是中医治疗失眠的常用方法之一，当药物无法到达病灶，且针刺难以发挥疗效时可选用艾灸，常选心俞、脾俞等。

（二）行为疗法

1. 刺激控制法

仅在有睡意时上床，上床后（15～20 分钟）仍然睡不着，应下床做些轻松的活动，直到有睡意时再上床。除了睡觉，不要把床作为他用，无论夜间睡了多长时间，每天早晨要按时起床。

2. 睡眠限制法

减少或限制无效睡眠。按照患者每晚的实际睡眠时间规定卧床时间，如果每天晚上睡眠时间是4个小时，那规定卧床时间4.5~5个小时，以提高睡眠的效率，如果连续5天的睡眠效率均达到90%，可将卧床时间增加15分钟。

3. 反意向控制法

适合入睡困难的患者。目的是消除可能影响入睡的操纵性焦虑。上床后，努力保持觉醒而不睡去。可以关掉卧室的灯，并尽可能在睁开眼睛的过程中不做任何影响睡眠的事情，如听音乐、看电视或报纸。

（三）推拿疗法

用双手拇指桡侧缘交替推印堂至神庭30次；用双手拇指螺纹面分推攒竹至太阳穴30次；用拇指螺纹面按摩百会、角孙、四神聪各30~50次；用拇指螺纹面按太阳穴前后各转15次；轻轻拿捏风池10次；由前向后用五指拿头顶，至后头部改为三指拿，顺势从上向下拿捏项肌3~5次；用双手大鱼际从前额正中线抹向两侧，在太阳穴处按揉3~5次，再推向耳后并顺势向下颈部，做3遍。

（四）导引疗法

1. 三线放松法

第一条线：由头顶百会穴→面部→前颈部→胸部→腹部→两大腿前面→两小腿前面→两脚的脚背和脚趾放松。

第二条线：头顶百会穴→后枕部→后颈部→背部→腰部→臀部→两大腿后面→两小腿后面→两脚跟及脚心涌泉穴。

第三条线：头顶百会穴→两侧颞部→两侧颈部→两肩→两上臂→两前臂→两手，然后意守两手心劳宫穴片刻，再重复做。

2. 分段放松法

头部放松→颈部放松→肩与上肢放松→胸背放松→腹腰放松→大腿放松→小腿放松→足放松。一般反复做3~5遍即可。

3. 局部加强放松法

在整体放松后，通过意念有侧重地调节放松身体的某一局部。例如：过于紧张、疼痛的部位或某一穴位，可在此局部或穴位增加放松的时间。

4. 默念词句放松法

默念词句放松法即通过默念词句来帮助放松。通过默念正向的词句，不但可以帮助排除杂念，放松入静，而且这些词句对大脑皮质还是一种良性刺激，通过第二信号系统，对患者能起很好的心理治疗作用。默念的词句可根据具体情况有针对性地选择，如有高血压或兴奋占优势的神经官能症患者，易焦虑紧张，可以默念“松、静”或“松静好”等。默念词句一般与呼吸配合，如吸气时默念“静”，呼气时默念“松”，同时随意念向下放松。

（五）音乐疗法

失眠患者可以选择我国的传统乐曲、古典音乐和轻音乐。听音乐的时间不宜太长，一般在30～60分钟，可选用情调、节奏、旋律等方面和谐的多首乐曲或歌曲。音量不宜过大，应在45～70分贝。每日睡前1次，每次30～60分钟。

（六）膏方治疗

对于气血两虚的老年失眠患者，推荐长期服用正气安神膏。其中主要药物组成包括：五指毛桃、炒白扁豆、赤芍、炙甘草、木香、大枣、五味子、天冬、地黄、布渣叶、核桃仁、党参片、茯神、酒黄精、炒酸枣、陈皮、煅龙骨、玄参、郁金、川芎、麦芽、黑芝麻、白术、当归、盐菟丝、制远志、龙眼肉、浮小麦、丹参、柏子仁、合欢皮、酒苁蓉、阿胶等药。该方具有益气养血、安神补脑、调和脏腑的功效。制作时将所有药材清洗后浸泡，分次煎煮，合并药液过滤浓缩，加入化开的阿胶及适量蜂蜜后继续熬制至滴水成珠状，趁热分装密封，冷却后服用。每日建议服用1～2次，用温开水送服。

（七）现代物理疗法

经颅磁刺激脑功能循环治疗、脑电生物反馈等疗法。

总而言之，治疗不寐应掌握三个要领：①注意调整脏腑气血阴阳的平衡。②强调在辨证论治基础上施以安神镇静。③注意精神治疗的作用。消除顾虑及紧张情绪，保持精神舒畅。长期顽固性不寐，临床多方治疗效果不佳，伴有心烦，舌质偏暗，有瘀点者，依据古训“顽疾多瘀血”的观点，可从瘀论治，选用血府逐瘀汤等化裁。

九、中医康复

（一）运动康复

适当规律的运动习惯有助于改善睡眠状况，但最好在下午5点前完成。老年人在运动过后，不要立即脱掉外衣，要尽量避免冷空气对身体的刺激。

可搓热双手，在身体上下前后，尤其是足三里、涌泉穴、腰部重点按揉，这样运动的效果才会更好。老年人散步、打太极拳亦可以改善睡眠。人在散步时体温升高，人的大脑会得到降低体温的信号，体温一旦降低，就会使人放松，可以让人快速进入睡眠。但这也是有时间限定的，不宜离睡觉时间太近，最好在睡前三小时，也不可吃完饭马上散步，所以晚餐时间控制在七点之前最好。这个时间段散步有利于促进全身的气血循环，还可以借此舒缓情绪。在练太极拳时，练习者应保证思想集中，动作柔和、缓慢、连贯，这不仅能够使精神和肉体同时得到放松和休息，而且对调节大脑皮层和自主神经系统有着良好的作用，因而能够对失眠多梦发挥治疗功效。此外，练太极拳可以调整神经功能活动，使高度紧张的精神状态得到恢复，阴阳达到平衡，从而能够治疗神经衰弱、健忘失眠、神志不宁等症。

（二）药膳

对于老年不寐，药膳有一定功效，但在调理的时候需在医生的指导下进行。推荐以下六款药膳粥。

（1）核桃桂枣粥：小米味甘性温，健胃和脾，助除湿、安眠；红枣味甘性温，归脾、胃经，助养脾胃之气、养阴血而安神；核桃味甘性温，润肺、健胃、补血、养神，并含丰富的色胺酸，有助于补充血清素，使患者稳定情绪，因而容易入睡。

（2）谷糠杞菊粥：枸杞子、菊花、红枣有补肝肾、明肝目、安心神的功效。该粥可治疗老年体虚、失眠多梦、头晕、久视昏暗、耳鸣、反应迟钝、腰膝酸软等症。

（3）麦皮牛奶粥：麦皮即小麦的皮壳。牛奶具有优质且均衡的营养价值，改善大脑功能的作用十分明显，还有安睡促眠的功效。该粥可治脾胃不适、夜卧不安、营养不良、身体消瘦等症。

（4）米糠枣莲粥：酸枣仁养心安神，是治疗失眠的首选中药；莲子能清心火、宁心神。该粥适合治疗顽固性失眠，对失眠患者伴有心神不宁、善惊易烦等症者有较好疗效。

（5）莲子桂圆粥：莲子专养心、益肾、补脾；桂圆既能补脾气，又能养心血而安神，《得配本草》言其“益脾胃，葆心血，润五脏，治不寐”。此粥适用于劳伤心脾、气血不足之不寐，颇有效。

（6）玄参百合粥：玄参为滋阴降火要药；百合滋阴兼清心安神；合欢皮为治虚烦不寐之妙品。诸药合之，使阴虚除，心火降，志得宁，眠亦酣。适合心烦不寐、头晕耳鸣、口干津少、腰酸梦遗、五心烦热的失眠患者。

十、中医护理

（1）对老年不寐者尤应创造好的睡眠环境，如光线、温度适宜，无噪声，人文环境良好等。

（2）反复进行睡眠健康卫生教育，养成良好的作息规律，劳逸结合，按体力情况适当进行体育活动，如太极拳、八段锦等。

（3）避免摄入咖啡、浓茶或含兴奋性物质的饮料，忌烟酒；按时进餐，饮食应以清淡为主，晚餐勿过饱，适当增加含维生素 B 的食物，如谷物、杂粮、燕麦等以提供能量，还可以保护神经组织细胞，有助于失眠者稳定神经，缓解失眠和焦虑。

（4）及时发现老年不寐的相关原因，有针对性地进行干预，改善老年人的睡眠障碍，提高睡眠质量，预防各种并发症的发生，促进基础疾病康复，进一步提高老年患者的生活质量。①早期心理及社会支持：对失去配偶或有孤独感的老年人，特别是老年男性，应鼓励其多参加社区有益身心的社交活动，医护人员早期开展心理调查问卷，针对心理问题及时介入，社区工作人员、志愿者应给予足够的心理和社会支持。②医护人员指导家庭成员主动参与改善老年人睡眠的护理工作，帮助老年人妥善处理各种引起不良心理刺激的事件，争取家庭、朋友等社会支持系统的密切配合。

参考文献

［1］赵忠新，叶京英．睡眠医学［M］．北京：人民卫生出版社，2016：83．

［2］中国睡眠研究会．中国失眠症诊断和治疗指南［J］．中华医学杂志，2017，97（24）：1844－1856．

［3］中华医学会神经病学分会，中华医学会神经病学分会睡眠障碍学组．中国成人失眠诊断与治疗指南（2017 版）［J］．中华神经科杂志，2018，51（5）：324－335．

［4］LARS E L，LIHN B S，LARS J V，et al．Insomnia symptoms and risk for unintentional fatal injuries：the HUNT Study［J］．Sleep，2014，37（11）：1777－1786．

［5］刘芸，董永海，李晓云，等．中国 60 岁以上老年人睡眠障碍患病率的 Meta 分析［J］．现代预防医学，2014，41（8）：1442－1445，1449．

[6] 滕晶. 基于中医学“五神”理论构建失眠症新的辨证理论体系浅谈 [J]. 中国中医急症, 2012, 21 (6): 893-894.

[7] 周仲瑛. 中医内科学 [M]. 7版. 北京: 中国中医药出版社, 2005: 154.

[8] 畅晓燕. 中药治疗虚证失眠36例体会 [J]. 云南中医中药杂志, 2012, 33 (11): 46-47.

[9] 李奕祺, 王小红, 陈晓霞. 149例失眠患者体质与证型的相关性研究 [J]. 福建中医药, 2012, 43 (5): 3-5.

[10] 官杰, 李浩, 康卉. 老年失眠症中医辨证论治研究进展 [J]. 中国中医药信息杂志, 2009, 16 (9): 95-97.

[11] 马艳苗, 贾跃进, 李艳彦, 等. 基于病因病机的失眠方药论治 [J]. 山西中医学院学报, 2017, 18 (4): 33-35.

[12] 方小玲, 张震中. 老年不寐辨治思路与方法 [J]. 新中医, 2021, 53 (10): 191-193.

[13] 刘艳骄, 高荣林. 中医睡眠医学 [M]. 北京: 人民卫生出版社, 2003: 349.

[14] 郑熙圆, 耿双, 金红, 等. 便捷式外治法治疗失眠的临床研究进展 [J]. 中国民间疗法, 2020, 28 (2): 98-100.

[15] 孙宁, 谢福利, 潘怀义, 等. 天灸疗法治疗心胆气虚型失眠36例 [J]. 辽宁中医药大学学报, 2008 (3): 108.

[16] 蒲春萍, 吴永平, 胡桥, 等. 上下交泰针刺治疗心肾不交型失眠的临床研究与应用 [J]. 中外医疗, 2023, 42 (3): 32-35, 40.

[17] 赵婷. 针刺“安眠五穴”配合耳穴贴压疗法治疗单纯性失眠的临床研究 [D]. 石家庄: 河北医科大学, 2017: 46.

老年郁病中医诊疗方案

一、概述

老年郁病，常见情志诱发的疾病，其中重症为老年抑郁症。老年抑郁症的概念有广义和狭义之分。广义的老年抑郁症是指发生在老年期患者的所有抑郁症，包括既往发生的抑郁症延续到老年期的患者；狭义的老年抑郁症是指老年期患者首发的抑郁症。[1]临床上说的老年抑郁症一般指老年期患者首发的抑郁障碍。

老年抑郁症是老年人群中常见的心理健康问题，其患病率因地区和研究方法不同而有所差异。全球范围内，老年抑郁症的患病率约为8%～15%，而在养老机构中的患病率可高达30%～40%。在中国，根据健康与养老追踪调查（CHARLS）数据，60岁及以上老年人中抑郁症的患病率约为19.2%，其中女性患病率显著高于男性[2]。抑郁症与慢性疾病（如高血压、糖尿病、心血管疾病）以及衰弱综合征之间存在显著的双向关系，抑郁症不仅会加重慢性病的病程，还会显著预测衰弱的发生和发展[3]。

二、源流

“郁”在中医理论内容中，代表气血郁滞不畅通之意，并以此命名相关的病机、病证及病名。郁病是一类疾病的统称，可由多种病因导致。

早在《内经》时期，就有对郁病的相关记载，并描述了情志致病的传变。如《灵枢·口问》：“思则心有所存，神有所归，正气留而不行，故气结矣。”《灵枢·本神》：“是故怵惕思虑者则伤神，神伤则恐惧，流淫而不止……愁忧者气闭塞而不行。”“忧思则心系急，心系急则气道约，约则不利，故太息以伸出之。”

《素问·阴阳别论篇》:“二阳之病发心脾,有不得隐曲,女子不月,其传为风消。”此处阐述了情志病的传变规律。《证治汇补》云:“郁乃滞而不通之义,或七情之抑遏……而为九气怫郁之候。”

郁病可由先天禀赋偏损不足、邪气外侵、情志不和等多种原因引起,因此也有包括五脏郁、七情郁、六邪郁等在内的多种分类。《证治汇补》:“五脏郁症…… 心郁昏昧健忘……七情郁症……或为虚怯。”《类证治裁·郁症论治》说:“病发心脾,不得隐曲,思想无穷,所愿不得,皆情志之郁也。夫六气外来之郁,多伤经腑,如寒、火、湿、热、痰、食,皆可以消散解。”在正常情况下,各脏腑气机调达,各种情志正常,不会导致郁病的发生;而当情志致病时,气机不得宣泄疏导,便会使脏腑气机郁滞而导致郁病。《张氏医通 》曰:“郁证多缘于志虑不伸,而气先受病。”《杂病源流犀烛》提到:“诸郁,脏气病也,其原本于思虑过深,更兼脏气弱,故六郁之病生焉。”《证治汇补》说:“郁乃滞而不通之义。”“故越鞠、四七始立也。郁之既久,火邪耗血。”《丹溪心法》:“郁者,结聚而不得发越也,当升者不得升,当降者不得降,当变化者不得变化,此为传化失常,六郁之病见矣。”郁病主要表现为气机不畅,以“郁”为主要表现,持续不能缓解,病情发展就会到“结”“闭”的病机阶段。《说文解字》:“结,缔也。”这是疾病发展严重的状态,难以痊愈。到达“闭”的病机阶段时,病情则更为严重。《说文解字》曰:“闭,阖门也。”《内经》中说道:“血气不流,其犹闭也。”郁病到了闭的阶段,证明已难以救治,这个与现代医学观念基本相符。

三、病因病机[4-5]

郁证多因郁怒、忧思、恐惧等七情内伤,使气机不畅,出现湿、痰、热、食、瘀等病理产物,进而损伤心、脾、肾,致使脏腑功能失调。老年郁证的发生与脏腑虚损密切相关,尤其责之于肾虚,加之机体脏气易郁,最终发为本病。

(一)病因

1. 情志内伤

愤恨恼怒,郁怒不畅,使肝失条达,气机不畅,以致肝气郁结而成气郁。气为血帅,气行则血行,气滞则血行不畅,故气郁日久可成血郁;气郁日久也易化火,而成火郁;气郁亦使津行不畅,停于脏腑经络,聚而成痰,与气相结,而成痰郁。忧愁思虑则伤脾,以致脾气郁结;或肝气郁结,横逆乘土,使脾失健运,则食积不消而成食郁,水湿内停而成湿郁;水湿内停又易聚而为痰，则成痰郁。脾伤日久，则气血生化乏源，而形成心脾两虚之证。情志过极伤于心，致心之气血不足，或心阴亏虚，或心火亢盛，日久损伤心神，致心神失养。郁火伤阴，肾阴亏耗，心失所养，则出现心肾阴虚之证。

2. 脏气易郁

郁证的发生，除了与情志内伤有关外，亦与机体自身的状况有着极为密切的关系。《杂病源流犀烛》曰："诸郁，脏气病也，其原本于思虑过深，更兼脏气弱，故六郁之病生焉。六郁者，气、血、湿、热、食、痰也。"即明确提出了"脏气弱"为郁证的内因。

3. 脏腑虚损

肾为先天之本，内藏元阴元阳，主骨生髓，主生长发育及生殖，老年人脏腑虚损中，以肾精亏虚尤为常见。肝肾同源，肾精亏虚则肝木失养，疏泄失职，导致肝郁气滞。另外，肾精不足，不能化髓充脑，神明失养，表现为精神不振、心情低落、思维迟钝等抑郁症的表现。如《医方集解》载"人之精与志皆藏于肾，肾精不足则志气衰，不能上通于心，故迷惑善忘也"。肾为五脏之本，肾脏虚衰可影响其他四脏，使整个脏腑系统的功能发生改变，五脏功能减退，则人体五脏虚衰。

（二）病机

郁证的发生与情志内伤密切相关，基本病机为气机郁滞，脏腑功能失调。基本病理因素为气、血、火、痰、食、湿。愤恨恼怒，致使肝失条达，气机不畅，而成肝气郁结；忧思疑虑则伤脾，致使脾失健运，聚湿成痰，而成痰气郁结；情志过极伤于心，致心失所养，神失所藏，心神失常，心之气血不足，加之脾失健运，气血生化不足，而致心脾两虚；郁火伤阴，肾阴亏耗，心神失养，又易出现心肾阴虚之证。总之，郁证的发生，因七情内伤，导致肝失疏泄、脾失健运、心神失养，继而出现心脾两虚、心肾阴虚之证，脏腑功能失调而发本病。

郁证病位主要在肝，可涉及心、脾、肾等脏。初起多以肝郁为主，症见情志不舒、精神抑郁、善太息、胸闷胁胀；或咽中如有异物梗塞，吞之不下，咯之不出之感，此时病位可涉及脾，因脾失健运，聚湿生痰而成。郁滞日久伤及心、肾二脏，可见心神不宁、多疑易惊、悲忧善哭、喜怒无常、时时欠伸，或手舞足蹈、喊叫骂詈等心神失养之症，以及惊悸、虚烦少寐、健忘、多梦、头晕耳鸣、五心烦热、腰膝酸软、盗汗、口干咽燥、男子遗精、女子月经不调等心肾阴虚之症。

郁证初起多以气滞为主，进而引起化火、血瘀、痰结、食滞、湿停等病机变化，此时多为实证；日久伤及心、脾、肾等脏腑，致使脏腑功能失调，出现心脾两虚、心神失养、心肾阴虚诸证，此时则由实证转化为虚证。实证中的气郁化火一证，由于火热伤阴，阴不涵阳，而易转化为心肾阴虚。郁证中的虚证，可以由实证病久转化而来，也可由忧思郁怒、情志过极等精神因素直接耗伤脏腑的气血阴精，而在发病初期即出现。

四、辨证要点

（一）辨脏腑

郁证的发生主要为肝失疏泄，但病变影响的脏腑有所侧重，应依据临床症状，结合六郁，辨明受病脏腑。一般来说，气郁、血郁、火郁主要关系于肝；食郁、湿郁、痰郁主要关系于脾；而虚证则与心的关系最为密切。

（二）辨虚实

实证病程较短，表现为精神抑郁、胸胁胀痛、咽中梗塞、时欲太息、脉弦或滑。虚证则病已久延，症见精神不振、心神不宁、虚烦不寐、悲忧善哭。病程较长的患者，亦有虚实互见的情况。正气不足，或表现为气血不足，或表现为阴精亏虚，同时又伴有气滞、血瘀、痰结、火郁等病变，则成为虚实夹杂之证。

五、诊断及病情评估方法[6-8]

诊断标准参照《精神障碍诊断与统计手册（第五版）》（DSM-5）、《中国精神障碍分类与诊断标准（第三版）》（CCMD-3）抑郁症诊断标准，包括症状标准、排除标准、病程标准和严重程度标准，需符合此4项诊断才能成立。

（一）症状标准

以心境低落为主（感到悲伤、空虚、无望、流泪）并至少有以下9项中的4项：①兴趣丧失、无愉快感。②精力减退或疲乏感。③精神运动性迟滞或激越（由他人看出来，而不仅是主观体验到的迟钝或坐立不安）。④自我评价过低、自责，或有内疚感。⑤联想困难或自觉思考能力下降。⑥反复出现想死的念头或有自杀行为。⑦睡眠障碍。⑧食欲降低或体重明显减轻。⑨性欲减退。

（二）病程标准

符合症状标准，且至少持续2周。

（三）排除标准

排除器质性精神障碍，如精神分裂症和双相障碍、精神活性物质和非成瘾物质所致抑郁障碍。

（四）严重程度标准

社会功能受损，给患者造成痛苦或不良后果。

（五）病情评估方法

病情评估方法根据抑郁症评定量表评定。可选 HAMD、GDS、生活事件量表（LES）、SSRS 和 MMSE 评定。

SDS 是最常用的抑郁自评量表之一，它能全面、准确、迅速地反映被试抑郁状态的有关症状及其严重程度和变化。此量表更适合对老年人的调查。

GDS 是针对老年人群抑郁状态最常用的量表。该量表简短且易于操作，在中国老年人群中具有较好的信度和效度。

六、常见共病评估方法

长期慢性躯体疾病及社会因素会诱发抑郁症诱发或导致抑郁症加重。共病种类及服药数量的增多，同样是抑郁症的独立危险因素。

抑郁症与焦虑障碍共存的现象在临床上很常见。中国焦虑障碍研究协作组于 2002 年进行了抑郁症与焦虑障碍共病的研究发现，在中国抑郁症与焦虑障碍的共病发生率为 68.9%，合并的焦虑障碍以广泛性焦虑为主。[9]

七、中医证治

为简化证型，便于临床推广，老年抑郁症辨证分型参考国家中医药管理局医政司《22 个专业 95 个病种中医诊疗方案》（合订本）等。

（一）肝郁脾虚证

主症：精神抑郁，胸胁胀满，消瘦纳呆，善疑多虑。

次症：胸闷胃胀，腹痛腹胀，大便溏结不调，或咽中不适。

舌脉：舌质淡，苔薄白，脉弦滑或弦细。

治法：疏肝健脾，化痰散结。

处方：逍遥散合半夏厚朴汤加减。白术、柴胡、甘草、茯苓、白芍、生姜、薄荷、当归、半夏、厚朴、紫苏叶。

备选方：加味四逆散。
中成药：疏肝解郁胶囊、逍遥丸。

（二）肝郁气滞证

主症：精神抑郁，胸胁胀痛，痛无定处，脘闷嗳气。
次症：纳差，女子月经不调，或经前乳胀。
舌脉：舌苔薄，脉弦。
治法：疏肝和胃，理气解郁。
处方：柴胡疏肝散加减。柴胡、白芍、香附、枳壳、当归、陈皮、绿萼梅、百合、合欢花、徐长卿、佛手、川芎、甘草。
备选方：加味丹栀逍遥散加减。
中成药：疏肝颗粒、金香疏肝片。

（三）心脾两虚证

主症：心悸胆怯，健忘失眠，善疑多思，头晕耳鸣，神疲乏力。
次症：面色不华，不思饮食。
舌脉：舌质淡，苔薄白，脉细。
治法：健脾养心，补益气血。
处方：归脾汤加减。党参、茯苓、白术、黄芪、当归、远志、郁金、酸枣仁、木香、龙眼肉、大枣、甘草。
备选方：甘麦大枣汤加减。
中成药：九味镇心颗粒、乌灵胶囊。

（四）肾虚肝郁证

主症：兴趣丧失，情绪低落，胁肋胀痛，腰酸背痛。
次症：性欲低下，多愁善感，善太息，或有妄想、幻觉。
舌脉：舌质红，苔薄黄，脉弦沉细。
治法：益肾调气，解郁安神。
处方：颐脑解郁方加减。北刺五加、五味子、郁金、合欢皮、柴胡、栀子、白芍、甘草。
备选方：滋水清肝饮加减。
中成药：杞菊地黄丸、疏肝益阳胶囊。

八、中医预防[10]

平时注重心理养生。古人不仅重视身体的养生，也很重视神的养生。《内经》在首篇《素问·上古天真论篇》中记载："上古圣人之教下也，皆谓之虚邪贼风，避之有时，恬惔虚无，真气从之，精神内守，病安从来。"讲述了中医注重精神共同养生的观点，并提出关于神的养生之道，可谓是心理养生的调摄总则，如果有意识地用来指导日常行为，有助于预防老年抑郁症。

通过四季养生，强壮身体，调和五脏，以调养情志。根据《素问·四气调神大论篇》，具体做法为春天奉养"生"之道以使情志生发条达，夏天奉养"长"之道使情志喜悦勿怒，秋天奉养"收"之道使情志安宁内敛，冬天奉养"藏"之道使志若伏若匿而内藏。脾在人的正常生理过程中，应不分季节，在四时之中都要保持良好的功能。《素问·太阴阳明论篇》中说："脾者土也，治中央，常以四时长四脏，各十八日寄治，不得独主于时也。"《金匮要略》也说："四季脾旺不受邪。"所以，脾胃功能正常是其他四脏四时旺盛的根本。四季调养五脏气机平和充旺，五志正常，自然是情志舒畅，难以发生郁证。

中医食疗：如安神养心粥、远志安神粥、巴戟首乌桑椹汤、天麻熟地山药汤、百合枸杞蜂蜜水等。以下详细讲述各食疗汤药的运用。

安神养心粥适用于心神不宁、失眠多梦、心悸健忘、情绪低落、精神紧张等症的老年人，尤其适合在情绪波动较大、夜间难以入睡或易醒、思虑过度时食用。组成：大枣 5 枚，莲子 15 g，百合 15 g，小米 50 g，糯米 30 g，桂圆肉 10 g，冰糖适量。

远志安神粥适用于心肾不交、健忘多梦、情绪低落、注意力不集中等症的老年人，特别适合思虑过度、精神疲惫、记忆力减退时食用。组成：远志 10 g，茯苓 15 g，莲子 15 g，大枣 5 枚，小米 50 g，冰糖适量。

巴戟首乌桑椹汤适用于肝肾亏虚、头晕耳鸣、腰膝酸软、心情抑郁、失眠健忘等症的老年人，尤其适合体虚乏力、情绪低落、面色萎黄时食用。组成：巴戟天 10 g，何首乌 15 g，桑椹 15 g，枸杞子 10 g，大枣 5 枚。

天麻熟地山药汤适用于肝肾不足、头晕目眩、健忘失眠、情绪波动、肢体乏力的老年人，尤其适合兼有头晕、四肢无力、情绪不稳时食用。组成：天麻 10 g，熟地黄 15 g，山药 20 g，枸杞子 10 g，大枣 5 枚。

百合枸杞蜂蜜水适用于心阴不足、虚烦失眠、情绪焦虑、口干舌燥等症的老年人，尤其适合因情绪波动导致的失眠、烦躁、口干时饮用。组成：百合15 g，枸杞子 10 g，蜂蜜适量。

九、中医康复[9,11]

（一）中医五行音乐疗法

中医五行音乐以中医理论为指导，与五脏、五志相结合，通过五行音乐进行情志以及脏腑经络气血的调节，使人体气血阴阳平衡从而达到治疗疾病的独特疗效，临床应用范围广泛。五行音乐主要根据五行相生相克、相乘相侮的原理，运用角、徵、宫、商、羽五音，怒、喜、思、忧、恐五志，针对不同的病症和七情内伤，选用不同的音调、音量、节奏、旋律等，通过患者的音乐体验来改善人体的脏腑功能，使人体阴阳达到平衡而起到疗效。

（二）中医情志疗法

现代医学上大多数精神障碍性疾病多表现为情志、行为的异常以及衍生出来的各种躯体症状。在中医理论的指导下，该类疾病多属于“郁证”，也叫情志病，老年抑郁症也多表现为情志异常。不同的情志会引起不同脏腑功能的异常表现，则临床症状表现也不同。《内经》中最早记载情志相胜疗法，运用五行相生相克，阴阳对立制约以及五脏之间的关系，调理气机，进而纠正、消除失常情志而达到治疗情志病之效。有研究运用喜胜悲的情志疗法进行干预治疗，在一定程度上能改善患者症状。

（三）心理治疗

各种心理认知支持治疗可以改善抑郁症状，改善患者的心理状态以及生活质量，使患者增加对疾病的认识，对患者的康复具有积极意义。

1. 心理干预教育

心理干预教育主要是为患者提供有关疾病及药物治疗的知识，使患者提高对疾病及不同治疗方案的理解和接受度，提高治疗依从性，加强对前驱症状的早期识别与干预，建立规律的生活模式与健康的行为习惯。主要形式是小组模式，心理教育每组 8 ~ 12 例患者，由 2 位治疗师完成，每周 1 ~ 2 次，每次 1.5 ~ 2 小时。

2. 家庭中心治疗

家庭中心治疗对象包括患者及其所有可参加的家庭成员，主要包括心理教育（7 次）、学习疾病知识及治疗特点、家庭给予方式等；沟通与交流强化训练（7 ~ 10 次），主要是角色扮演、倾听及相互释放反馈；问题解决技术训练（4～5次），参加者学习辨识特殊的家庭问题，讨论有益的、潜在的解决问题的方法，评估建议的优缺点。

3. 其他

如行为治疗和行为激活、人际与社会和谐治疗、精神动力学治疗、问题解决疗法（PST）、网络心理治疗等。因为对于抑郁障碍的证据较少，需进一步研究评估其疗效问题解决疗法和认知行为治疗（CBT）。其中，CBT目的在于减轻抑郁症状与提高自尊，通过自我监控、自我审查与自我调节纠正自动化非理性认识。应用模式一般为个体干预，通常10～25次，每次0.5～2小时，每1～2周1次，治疗期3～6个月。

（四）物理治疗

改良电抽搐治疗为非常规治疗，对于伴有精神病性症状、紧张综合征、有严重消极自杀企图的患者及使用药物治疗无效的患者可考虑使用。重复经颅磁刺激能促进抑郁症状缓解，缩短疗程，疗效确切。其他疗法如迷走神经刺激、深部脑刺激等，临床研究尚未得出一致结论，其治疗抑郁症的疗效和耐受性还有待进一步研究。

十、中医护理

（1）建立良好的人际关系，家属掌握患者的思想动态，给予患者鼓励和帮助，使患者有安全感、信任感。医护人员要取得患者的充分信任。

（2）尊重患者的宗教信仰和生活习惯。

（3）重视并改善躯体疾病给患者带来的情绪影响。

（4）辨证指导食疗。

（5）督促用药，不可随意停药，停药与否应在医生的指导下进行。

（6）正确认识并做好精神治疗的工作，使患者能正确认识和对待疾病，增强治愈疾病的信心，并消除情志致病的原因，以促进郁证的完全治愈。

（7）防范患者自杀行为的发生。

（8）保证充足的睡眠。病情较轻者，可做一些力所能及的体育活动和参加轻松愉快的文娱活动，以缓解精神紧张，分散注意力，达到减轻病情的目的。

参考文献

[1] 过伟峰，曹晓岚，盛蕾，等. 抑郁症中西医结合诊疗专家共识 [J]. 中国中西医结合杂志，2020，40 (2)：141－148.

[2] SANG N，LIU R，ZHANG M. Changes in frailty and depressive symptoms among middle-aged and older Chinese people：a nationwide cohort study [J]. BMC Public Health，2024，24：301.

[3] ZHENG Y，ZHANG C，LIU Y W. Risk prediction models of depression in older adults with chronic diseases [J]. Journal of Affective Disorders，2024，359：182－188.

[4] 杨焕新，于艳红，乔明琦. 抑郁症与中医九种体质的关系探讨 [J]. 中华中医药杂志，2016，31 (6)：2048－2050.

[5] 邹正，史佳芯，梁国标，等. 基于“水火既济”理论从“心—肾—脑—神轴”探析老年抑郁症 [J]. 中华中医药学刊，2022，40 (2)：234－237.

[6] MICHAEL B F. Diagnostic and statistical manual of mental disorders，5th edition，and clinical utility [J]. J Nerv Ment Dis，2013，201 (9)：727－729.

[7] 中国医学会精神科分会. 中国精神障碍分类与诊断标准：第 3 版 [M]. 北京：人民卫生出版社，2001.

[8] 马书娟，杨纪要. 老年抑郁症诊断研究概况 [J]. 中医临床研究，2021，13 (28)：141－144.

[9] 姚树桥，杨彦春. 医学心理学 [M]. 6 版. 北京：人民卫生出版社，2013.

[10] 钟燕宇. 老年抑郁症的中医食疗研究：导师运用中医食疗治疗老年抑郁症的经验总结 [D]. 成都：成都中医药大学，2007.

[11] 杨玉兴，李宇欣，乔树洲，等. 五行音乐佐治老年抑郁症临床研究 [J]. 安徽中医药大学学报，2016，35 (6)：18－21.

老年中风（脑梗死）中医诊疗方案

一、概述

中风，又称卒中，是以半身不遂、肌肤不仁、口舌歪斜、言语不利，甚则突然昏仆、不省人事为主要表现的病证。因其发病骤然，变化迅速，有“风性善行而数变”的特点，故名中风。中风发病率高、病死率高、致残率高，严重危害着中老年人的健康。西医学中脑梗死又称缺血性卒中，是指各种原因所致脑部血液供应障碍，导致局部脑组织缺血、缺氧性坏死，而出现相应神经功能缺损的一类临床综合征。脑梗死是卒中最常见类型，占70%～80%。

我国老年脑梗死（缺血性卒中）发病率和患病率持续升高，已成为威胁老年人健康的主要疾病之一。2020 年我国 40 岁以上居民缺血性卒中发病率为 538.1/10 万，年龄标化发病率为 413.3/10 万，缺血性卒中患病率自 2013 年的 1.91% 升至 2021 年的 2.30%。脑梗死患者以老年人为主，60 岁以上患者占比超过七成，发病年龄中位数为 68 岁。此外，脑梗死具有高复发、高致残和高死亡的特点，2021 年脑梗死患者 3 个月内死亡率为 2.55%，残疾率为 26.59%[1]。随着人口老龄化加剧，高血压、糖尿病等危险因素的普遍存在，老年中风病（脑梗死）高致残率、高致死率的特点，给社会和家庭带来严重的经济负担。

二、源流[2]

春秋战国时期，有关本病始称“仆击”“偏枯”“薄厥”“大厥”，认为本病发生与虚邪外袭、膏粱饮食、情绪失控等有关。如《灵枢·刺节真邪》云：“虚邪偏客于身半……发为偏枯。”《素问·通评虚实论篇》云：“仆击、偏枯……肥贵人则膏粱之疾也。”《素问·生气通天论篇》云：“大怒则形气绝，而血菀于上，使人薄厥。”其病机乃“血之与气，并走于上”所致，预后多不良。汉代张仲景《金匮要略·中风历节病脉证并治》始有“中风”病名及其专篇，对中风的病因病机、临床特征、诊断和治疗有较为深入的论述，主张“内虚邪中”。唐宋以后，则以“内风”立论。如金元时期刘河间《素问玄机原病式·六气为病（四）火类》力主“心火暴甚”，李东垣《医学发明·中风有三》认为“正气自虚”，元代朱丹溪《丹溪心法·论中风》主张“湿痰生热”，到了清代，叶天士、沈金鳌、尤在泾、王清任分别提出了“水不涵木”“因痰而中”“肝风内动”“气虚血瘀”等中风的病因病机及其治法。近代医家张伯龙、张山雷、张锡纯进一步认识到本病的发生主要由于肝阳化风、气血上逆、直冲犯脑。当代在中风的诊断、治疗、康复、预防等方面逐步形成了较为规范的方法，疗效也有了较大提高。

三、病因病机[2]

（一）病因

中风的发生主要因内伤积损、情志过极、饮食不节、体态肥盛等，引起虚气留滞，或肝阳暴张，或痰热内生，或气虚痰湿，引起内风旋动，气血逆乱，横窜经脉，直冲犯脑，导致血瘀脑脉或血溢脉外，发为中风。

1．内伤积损

随着年龄老化，正气自虚，或久病迁延，或恣情纵欲，或劳逸失度，损伤五脏之气阴，气虚则无力运血，脑脉瘀滞；阴虚则不能制阳，内风动越，突发本病。如李东垣《医学发明·中风有三》云：“凡人年逾四旬，多有此疾。”明代张介宾《景岳全书·非风》指出：“非风一证，即时人所谓中风证也。此证多见卒倒，卒倒多由昏愦。本皆内伤积损颓败而然，原非外感风寒所致。”

2．情志过极

七情所伤，肝气郁结，气郁化火，或暴怒伤肝，肝阳暴张，内风动越，或心火暴甚，风火相扇，血随气逆，引起气血逆乱，上冲犯脑，血溢脉外或血瘀脑脉而发为中风，尤以暴怒引发本病者最为多见，即《素问·生气通天论篇》所谓“大怒则形气绝，而血菀于上，使人薄厥”。

3．饮食不节

过食肥甘厚味醇酒，伤及脾胃，酿生痰热，痰瘀互阻，积热生风，导致脑脉瘀滞而发中风。如《素问·通评虚实论篇》所云：“仆击、偏枯……膏粱之疾也。”张山雷《中风斠诠·论昏瞀猝仆之中风无一非内因之风》所谓：“肥甘太过，酿痰蕴湿，积热生风，致为暴仆偏枯，猝然而发，如有物击使之仆者，故仆击而特著其病源，名以膏粱之疾。”

4. 体态肥盛

肥盛之人多气衰痰湿，易致气血郁滞，因风阳上扰而致血瘀脑脉，发为中风。如元末明初的王履《医经溯洄集·中风论辨》所云：“凡人年逾四旬气衰之际，或因忧喜忿怒伤其气者，多由此疾，壮年之时无有也，若肥盛则兼有之。”清代沈金鳌《杂病源流犀烛·中风源流》亦云：“肥人多中风……人肥则腠理致密而多郁滞，气血难以通利，故多卒中也。”

（二）病机

本病的病变部位在脑，涉及心、肝、脾、肾等多个脏腑，病机演变常见于本虚标实之间。急性期以风、火（热）、痰、瘀为主，常见风痰上扰、风火相扇，痰瘀互阻，气血逆乱等“标”实之象。恢复期及后遗症期则以虚中夹实为主，多见气虚血瘀、阴虚阳亢，或血少脉涩、阳气衰微等“本”虚之征。通常情况下，若病情由实转虚，为病情趋于稳定；若病情由虚转实，常见外感或复中之证，则提示病情波动或加重。

四、辨证要点[2]

（一）辨中经络与中脏腑

中经络与中脏腑均可见半身不遂、肌肤不仁、口舌歪斜等症。中经络相较而言，病位较浅，病情较轻，且不伴神志昏蒙或神志恍惚；中脏腑病位较深，病情较重，伴有神志昏蒙或神志恍惚。

（二）辨闭证与脱证

闭证邪闭于内，多为实证，患者多见神志昏蒙，牙关紧闭，肢体强痉；由于病邪性质不同，可分为阳闭与阴闭。阳闭兼面赤身热，口臭气粗，躁扰不宁，舌红苔黄腻，脉弦滑数；阴闭见面白唇暗，四肢不温，静卧不烦，痰涎壅盛，舌淡苔滑腻，脉沉滑或缓。脱证由于阳脱于外，多为虚证，症状见昏愦不语，目合口张，肢体松懈，手撒遗尿，鼻鼾息微，汗多肢冷，舌痿、脉微欲绝。

（三）辨顺势与逆势

中风急性期中脏腑者有顺势和逆势之象。起病即中脏腑，或突然神昏、四肢抽搐不已，或背腹骤然灼热而四肢发凉，甚至手足厥逆，或见戴阳及呕血，均属逆象，病情危重，预后不良。若神志转清，病情由中脏腑向中经络转化，病势为顺，预后多好。中风恢复期之后，仍有半身不遂、偏身麻木、言语不利、口舌歪斜等症，均属中风后遗症范畴，多为虚实夹杂证。

五、诊断及病情评估方法

（一）疾病的诊断

1. 中医诊断标准

参考中华中医药学会发布的《中医内科常见病诊疗指南：中医病证部分》（2008 年）[3]。临床表现为：神志昏蒙，半身不遂，口舌歪斜，言语謇涩或语不达意，甚或不语，偏身麻木；或出现头痛，眩晕，瞳神变化，饮水发呛，目偏不瞬，步履不稳等。

往往安静状态下急性起病，渐进加重，或有反复出现类似症状的病史。少部分患者可起病突然，病情发展迅速，伴有神志昏蒙。发病前多有诱因，常有先兆症状。可见眩晕、头痛、耳鸣，突然出现一过性言语不利或肢体麻木，视物昏花，1 日内发作数次，或几日内多次复发。发病年龄多在 40 岁以上。具备以上临床表现，结合起病形式、诱因、先兆症状、年龄即可诊断中风病。结合影像学检查（头颅 CT 或 MRI）可明确缺血性中风的诊断。

2. 病类诊断

中经络：中风病无意识障碍者。

中脏腑：中风病有意识障碍者。

（二）病情评估

1. 评估标准[4]

参照国家食品药品监督管理总局 2015 年发布的《证候类中药新药治疗中风临床研究技术指导原则》拟定。

（1）改良 Rankin 量表。0 ~ 1 分为临床完全恢复或基本完全恢复，临床结局良好。大于 1 分为临床结局不良。

（2）美国国家卫生研究院卒中量表（NIHSS）。治疗后 NIHSS 评分大于等于 5 ~ 7 分为有效，或治疗后 NIHSS 总积分小于等于 1 分为临床恢复良好。

（3）Barthel 指数。100 ~ 95 分为临床完全恢复或基本完全恢复，临床结局良好。小于 95 分为临床结局不良。

2. 评价方法

（1）神志状态：通过格拉斯哥昏迷量表（GCS）评价，E3V4M5 表明神志清醒。

（2）神经功能缺损程度：通过 NIHSS 评价。

（3）日常生活能力：通过 Barthel 指数评价。

（4）病残程度：通过改良 Rankin 量表评价。

（5）神经功能缺损症状与并发症评价：必要时针对患者出现的神经功能缺损症状和并发症进行评价，可通过实验室检查和相关量表进行评价。如根据 Brunnstrom 运动功能恢复分期、简化 Fugl – Meyer 运动功能评分法评价运动功能状况，改良阿什沃思（Ashworth）痉挛评定量表评价肌张力状况，MMSE 评价认知功能，脑电图评价癫痫，洼田饮水试验评价吞咽障碍等。

六、常见共病评估方法[1]

（一）卒中后癫痫

卒中后癫痫是指患者脑卒中前无癫痫病史，在脑卒中后发生的癫痫，并排除了其他脑病及代谢性疾病所致。其发病率约为 6%。患者应去医院神经内科进行专业检查和治疗。

（二）肺部感染

脑卒中患者因吞咽障碍、瘫痪、长时间卧床等，容易发生肺部感染。患者如出现发热、咳嗽、咳痰、呼吸困难、不明原因的意识状态改变，应及时到医院行进一步检查和治疗。

（三）深静脉血栓形成

老年缺血性脑卒中伴肢体偏瘫时长期卧床可能出现深静脉血栓，如未得到及时和适当的治疗，可引起患肢肿胀、溃疡和坏疽，甚至发生肺栓塞，危及生命。患者如出现下肢肿胀、疼痛、软组织张力增高或是突发呼吸困难、胸痛、意识障碍等，应及时到医院行进一步检查和治疗。

（四）压疮

老年缺血性脑卒中长期瘫痪卧床患者是发生压疮的高危人群。选用华西医科大学评估表（WCUMS 评估表）能较好预测压疮易患人群，以便于采取防护性的护理措施。

（五）卒中后认知功能障碍

卒中后认知功能障碍在卒中后6个月以内开始，持续存在3个月以上，同时有多种血管性脑损伤病理学或影像学表现；部分患者在卒中前即有轻度认知障碍。需要至少评估注意或执行功能、记忆、语言和视空间功能等4个核心认知域。可使用MMSE和MoCA对患者认知功能进行评估，诊断需要具备的3个核心要素：①存在认知损害，主诉或知情者报告或有经验的临床医师判断存在认知障碍，而且神经心理学检测也有认知障碍的证据，和（或）客观检查证实认知功能较以往减退，并至少存在1个认知域的损害。②存在血管性脑损伤的证据。③明确血管性脑损害在认知损害中占主导地位。

（六）卒中后抑郁

卒中后抑郁是指与卒中事件明确相关的以情绪低落、兴趣缺失为主要特征的情感障碍综合征，常伴有躯体症状。卒中后抑郁对脑卒中后运动和认知障碍的康复、恢复有负面影响，帕金森综合征（PSD）与卒中幸存者死亡风险显著增加相关。临床实践过程中应采用症状学诊断和抑郁评估量表得分相结合的诊断模式，可使用PHQ－9和猝死综合病症（SDS）进行评估。

七、中医证治[4]

参考中华中医药学会2017年发布的《92个病种的中医临床路径和中医诊疗方案（2017年版）》。

（一）中脏腑

1. 痰热内闭证

主症：意识障碍，半身不遂，口舌歪斜，言语謇涩或不语，鼻鼾痰鸣，或肢体拘急，或躁扰不宁，或身热，或口臭，或抽搐，或呕血。

舌脉：舌质红，舌苔黄腻，脉弦滑数。

治法：清热化痰，醒神开窍。

处方：羚羊角汤加减（由于羚羊为保护动物，方中羚羊角改为水牛角）。水牛角粉（冲服）、生石决明（先煎）、夏枯草、菊花、龟板（先煎）、生地、丹皮、白芍、天竺黄、胆南星等。

备选方：选用羚角钩藤汤和温胆汤加减。水牛角粉（冲服）、生地、钩藤（后下）、菊花、茯苓、白芍、赤芍、竹茹、川牛膝、川芎、丹皮、半夏、陈皮、栀子等。

中成药：具有同类功效的中成药（包括中药注射剂）。

2. 痰蒙清窍证

主症：意识障碍，半身不遂，口舌歪斜，言语謇涩或不语，痰鸣漉漉，面白唇暗，肢体瘫软，手足不温，静卧不烦，二便自遗。

舌脉：舌质紫暗，苔白腻，脉沉滑缓。

治法：燥湿化痰，醒神开窍。

处方：涤痰汤加减。制半夏、制南星、陈皮、枳实、茯苓、人参、石菖蒲、竹茹、甘草、生姜等。

中成药：具有同类功效的中成药（包括中药注射剂）。

3. 元气败脱证

主症：昏愦不知，目合口开，四肢松懈瘫软，肢冷汗多，二便自遗。

舌脉：舌质紫暗，舌体卷缩，苔白腻，脉微欲绝。

治法：益气回阳固脱。

处方：急予参附汤加减频频服用。人参、附子（先煎）。

中成药：具有同类功效的中成药（包括中药注射剂）。

（二）中经络

1. 风痰阻络证

主症：头晕目眩，痰多而黏。

舌脉：舌质暗淡，舌苔薄白或白腻，脉弦滑。

治法：熄风化痰通络。

处方：化痰通络方加减。法半夏、生白术、天麻、紫丹参、香附、酒大黄、胆南星等。

备选方：半夏白术天麻汤合桃红四物汤加减。半夏、天麻、茯苓、橘红、丹参、当归、桃仁、红花、川芎等。

中成药：具有同类功效的中成药（包括中药注射剂）。

饮食疗法：适食月季花茶、山楂、橘皮、茯苓、黑木耳、海带、昆布、萝卜、燕麦、莜麦、荞麦、玉米、芋头、炸全蝎、金桔、玫瑰花等。忌食羊肉、狗肉、桂圆、荔枝及酒类、油炸食品。

2. 痰热腑实证

主症：腹胀便干便秘，头痛目眩，咯痰或痰多。

舌脉：舌质暗红，苔黄腻，脉弦滑或偏瘫侧弦滑而大。

治法：化痰通腑。

处方：星蒌承气汤加减。生大黄（后下）、芒硝（冲服）、胆南星、瓜蒌等。

备选方：可选用大承气汤加减。大黄（后下）、芒硝（冲服）、枳实、厚朴等。

中成药：具有同类功效的中成药（包括中药注射剂）。

饮食疗法：适食薏苡仁、莲子、山药、冬瓜、黄瓜、丝瓜、茯苓、黑木耳、苦苣、萝卜、荷叶、燕麦、莜麦、荞麦、玉米、芋头、海带等。忌食羊肉、狗肉、桂圆、荔枝、酒类、花椒、大料、油炸等食品。

3．阴虚风动证

主症：眩晕耳鸣，手足心热，咽干口燥。

舌脉：舌质红，舌体瘦，少苔或无苔，脉弦细数。

治法：滋阴熄风。

处方：育阴通络汤加减。生地黄、山萸肉、钩藤（后下）、天麻、丹参、白芍等。

备选方：可选用镇肝熄风汤加减。生龙骨（先煎）、生牡蛎（先煎）、代赭石（先煎）、龟板（先煎）、白芍、玄参、天冬、川牛膝、川楝子、茵陈、麦芽、川芎等。

中成药：具有同类功效的中成药（包括中药注射剂）。

饮食疗法：适食百合、黑芝麻、黑米、海参、鲤、鳖、鸡、鸭、瘦猪肉，多食山药、枸杞、芝麻、木耳等甘润滋阴食物，多喝清淡汤类。忌食羊肉、狗肉、桂圆、荔枝、酒类、花椒、大料、油炸等食品。勿嗜食辛辣。

部分患者在此基础上辨证属于肝阳上亢证，治疗宜平肝熄风为主，可用天麻钩藤饮加减。天麻、钩藤（后下）、生石决明（先煎）、川牛膝、黄芩、山栀、夏枯草等。

4．气虚血瘀证

主症：面色㿠白，气短乏力，口角流涎，自汗出，心悸便溏，手足肿胀。

舌脉：舌质暗淡，舌苔白腻，有齿痕，脉沉细。

治法：益气活血。

处方：补阳还五汤加减。生黄芪、当归、桃仁、红花、赤芍、川芎、地龙等。

中成药：具有同类功效的中成药（包括中药注射剂）。

饮食疗法：适食山药、薏苡仁、黄芪、莲子、白菜、冬瓜、丝瓜、木耳、赤小豆等。忌食生冷油腻、肥甘厚味。

（三）常见变证

1. 呃逆

呃声短促不连续，神昏烦躁，舌质红或红绛，苔黄燥或少苔，脉细数者，可用人参粳米汤加减。西洋参、粳米等。

呃声洪亮有力，口臭烦躁，甚至神昏谵语，便秘，尿赤，腹胀，舌红苔黄，燥起芒刺，脉滑数或弦滑而大者，选用大承气汤加减。生大黄（后下）、芒硝（冲服）、厚朴、枳实、沉香粉（冲服）等。烦热症状减轻，仍呃声频频，可予平逆止呃汤治疗。炒刀豆、青皮、枳壳、旋覆花包、制半夏、枇杷叶、莱菔子、鲜姜等。

2. 呕血

呕血，神识迷蒙，面红目赤，烦躁不安，便干，尿赤，舌质红，苔薄黄，或少苔、无苔，脉弦数者，可予犀角地黄汤加减。水牛角（先煎）、生地、赤芍、丹皮等，或用云南白药或三七粉、生大黄粉等鼻饲。

（四）针灸治疗

1. 醒脑开窍针法

（1）中经络。

主穴①取内关、水沟、三阴交；主穴②取内关、印堂、上星、百会、三阴交。配穴取极泉、尺泽、委中。

操作：

主穴①先刺双侧内关，直刺0.5～1寸（1寸≈3.33厘米），施捻转提插的复式手法，施术1分钟；水沟在鼻中隔下向上斜刺0.3寸，施雀啄手法，以眼球湿润或流泪为度；三阴交沿胫骨内侧后缘进针1～1.5寸，针尖向后斜刺与皮肤呈45°，施提插补法，至患侧下肢抽动3次为度。

主穴②先刺双侧内关，直刺0.5～1寸，施捻转提插的复式手法，施术1分钟；再刺印堂，向鼻根斜刺，进针0.3～0.5寸，采用轻雀啄手法；继刺上星，选3寸毫针沿皮平刺透向百会，施用小幅度高频率捻转补法，捻转频率为120～160转/分钟，行手法1分钟；三阴交沿胫骨内侧后缘进针1～1.5寸，针尖向后斜刺与皮肤呈45°，施提插补法，至患侧下肢抽动3次为度。

主穴②主要作为主穴①的替换穴位施用，多用于中风恢复期。

（2）中脏腑（痰热内闭证，痰蒙清窍证）。选穴：内关、水沟、十二井穴。操作：内关、水沟刺法同前；十二井穴以三棱针点刺出血。

（3）中脏腑（元气败脱证）。选穴：内关、水沟、气海、关元、神阙、太冲、内庭。操作：针灸结合，气海、关元、神阙可用灸法。

（4）主要兼症配穴。①椎基底动脉供血不足取风池、完骨、天柱。②吞咽障碍取风池、翳风、完骨，咽后壁点刺。③语言謇涩取上廉泉、金津、玉液，点刺放血。④手指握固取合谷透二间、八邪。⑤足内翻取丘墟透照海。⑥高血压取人迎、合谷、太冲、曲池、足三里。⑦血管性痴呆取百会、四神聪、风池、四白、太冲。

2. 传统针刺法

选穴：肩髃、曲池、手三里、外关、合谷、环跳、阳陵泉、足三里、丰隆、解溪、昆仑、太冲、太溪等。操作：毫针刺，平补平泻。

3. 张力平衡针法治疗中风病痉挛瘫痪

取穴：上肢屈肌侧为极泉、尺泽、大陵；上肢伸肌侧为肩髃、天井、阳池；下肢伸侧为血海、梁丘、照海；下肢屈肌侧为髀关、曲泉、解溪、申脉。操作：每日针刺 1 次，14 天为 1 个疗程。

4. 项针治疗假性延髓麻痹

方法：坐位，取项部双侧风池、翳明、供血，刺入 1 ~ 1.5 寸，针尖稍向内下方，施以每分钟 100 转捻转手法各约 15 秒，留针 30 分钟，期间行针 3 次后出针。再取颈部廉泉、外金津玉液，长针向舌根方向刺入 1 ~ 1.5 寸，吞咽、治呛、发音分别直刺刺入 0.3 寸，快速捻转行针 15 秒后出针，不留针。

5. 病灶头皮反射区围针治疗中风失语症

方法：CT 片示病灶同侧头皮的垂直投射区的周边为针刺部位，毫针、围针平刺。配哑门、廉泉、通里穴用平补平泻手法。

6. 其他针法

（1）“靳三针”针法。头针：颞三针，四神针。体针：偏瘫侧肩峰下凹陷中及其前后方向各旁开约 2 寸处，曲池、外关、合谷、足三里、三阴交、太冲。

（2）“通督调神”针法。督脉穴位：水沟、神庭、百会、风府、至阳、腰阳关、命门等。头皮针：顶颞前斜线（运动区）、顶颞后斜线（感觉区）等。体针：参考传统针刺法。

（3）“贺氏三通”针法。强通法：十二井穴、水沟、百会等。温通法：病势急者多用火针，病势缓者多用艾灸。微通法：用于中风病恢复期。

（4）“头穴透刺法”针法。①精神症状：神庭透上星、双曲差透五处、双本神。②失语：风府透哑门。③大小便障碍：四神聪透百会。④感觉障碍：络却透承灵透悬厘。

（5）腹针与灸法。腹针：取中脘、下脘、气海、关元、滑肉门、外陵及上、下风湿点。灸法：关元、神阙、气海，每次选 1 ~ 2 穴，每穴灸 10 ~ 15 分钟。

（四）其他中医特色疗法

1. 中药熏洗疗法

适应证：肩—手综合征、偏瘫痉挛状态等。操作：以活血通络的中药为主，局部熏洗患肢，每日 1～2 次或隔日 1 次，每次 15～30 分钟，水温宜在 37～40 ℃，不宜过高，避免烫伤皮肤。

2. 物理因子治疗

根据病情需要，可选用以下设备：多功能艾灸仪、数码经络导平治疗仪、针刺手法针疗仪、特定电磁波治疗仪及经络导平治疗仪、智能通络治疗仪等，开展物理因子治疗，如神经肌肉电刺激疗法、功能性电刺激疗法、肌电生物反馈、针刺手法针疗仪、智能通络治疗仪、脑电仿生电刺激等。

八、中医预防[2]

首先，针对中风的危险因素采取预防性干预措施，如避免内伤积损，减少情志过极，改变不良饮食习惯，控制体重，坚持适当运动等，以减少中风发生的风险。对于已经罹患中风的人群，应当积极采取治疗性干预措施，以预防中风再次发生和中风后痴呆、抑郁、癫痫等继发病证的发生，降低病残率和病死率。

其次，中风急重症患者多“五不能”，如说话、翻身、咳痰、进食、大小便均不能自主，宜采取针对性调护措施。①严密观察，精心护理，积极抢救，以促进病情向愈，减少后遗症。②采取良肢位卧床休息，同时密切观察神志、瞳神、气息、脉象等情况，若体温超过 39 ℃，可物理降温，并警惕抽搐、呃逆、呕血及虚脱等变证发生。③保持呼吸道通畅，防止肺部、口腔、皮肤、会阴等部位感染。④尽早进行康复训练，可采取针灸、推拿及相关功能训练，如语言、运动、平衡等训练，并指导患者自我锻炼，促进受损功能的恢复。

九、中医康复[4]

（一）循经治疗

根据肢体功能缺损程度和状态循经按摩，避免对痉挛组肌肉群的强刺激。手法常用揉法、捏法，亦可配合其他手法如弹拨法、叩击法、擦法等。每日 1 次，10 次 1 疗程。

（二）根据功能障碍分期治疗

（1）软瘫期：相当于 Brunnstrom 偏瘫功能分期Ⅰ期。①功能训练。运动治疗：尽早指导患者进行床上主动性活动训练和各关节被动活动训练。作业治疗：配合运动治疗、物理因子治疗等手段提高患者躯干及肢体的肌力和肌张力，使其尽快从卧床期过渡到离床期，提高患者日常生活能力。②推拿治疗。首选叩击法或拍法作用于患侧，叩击或拍打时手掌应尽量放柔软，慢拍快提，顺序从下到上，频率约 100 次/分钟，以皮肤发热潮红为度。若伴有患侧上肢肿胀，可选用轻柔的滚法和推法治疗，顺序从下到上，向心性施术。注意：各关节特别是肩关节、腕关节不宜使用拔伸法、扳法、抖法，以免造成韧带、肌肉损伤，甚至引起关节脱位。

（2）痉挛期：相当于 Brunnstrom 偏瘫功能分期Ⅱ～Ⅳ期。①功能训练。A. 运动治疗。控制肌痉挛：良肢位的摆放；Bobath 技术中反射性抑制手法（RIP）、影响张力性姿势（TIP）、控制关键点等手法；Rood 技术感觉刺激，通过相应的感觉刺激抑制痉挛。促进分离运动的出现：采用神经促通技术、运动再学习等训练进一步促进患侧肢体的分离运动。治疗性训练：坐位平衡训练、站立位平衡训练、步行训练、上下楼梯训练等。B. 作业治疗。患侧上肢负重练习降低肌痉挛。日常生活活动能力训练，提高双上肢协调能力。②麦粒灸：取十二井穴施麦粒灸法以降低肌张力。③推拿治疗。采用柔和的滚法、拿揉法、循经推法，缓解优势侧的肌痉挛。运动关节法：缓慢伸肘、伸腕和伸指关节后，屈肘、屈腕和屈指关节；缓慢屈髋、屈膝和背屈踝关节后伸髋、伸膝和跖屈踝关节，每处 1～2 分钟。

（3）相对恢复期：相当于 Brunnstrom 偏瘫功能分期Ⅴ～Ⅵ期。①功能训练：在继续训练患者肌力、耐力的基础上，以提高身体的协调性和日常生活活动能力为主要原则。训练内容有提高协调性、速度的作业治疗（训练活动与日常生活活动相结合，增加患侧上肢和手的使用量，减少对患侧上肢和手的影响）和增强肌力、耐力的运动治疗。②推拿治疗：采用运动关节类手法及按揉法、拿法、搓法等以防止关节挛缩、解除功能锻炼或针灸后的肌疲劳、增强本体感觉的刺激，促进运动模式的改变。

十、中医护理

（一）饮食调理

低盐低脂饮食，宜食富含营养及粗纤维的食物。忌食辛辣刺激食品，忌肥甘厚腻之品。戒烟忌酒，限制茶、咖啡等饮品。

（二）情志调护

重视情志调护，避免情志刺激。

（三）二便调护

注意观察大便性状和尿量，保持大便通畅，避免用力排便。

（四）精神调护

注意观察患者“神”的变化，包括瞳神、神态、神志、呼吸等。

参考文献

[1] 中国卒中中心报告2022编写组，王陇德.《中国卒中中心报告2022》概要［J］. 中国脑血管病杂志，2024. 21（8）：565－576.

[2] 张伯礼，吴勉华. 中医内科学［M］. 4版. 北京：中国中医药出版社，2017：205－215.

[3] 中华中医药学会. 中医内科常见病诊疗指南：中医病证部分［M］. 北京：中国中医药出版社，2008：6－62.

[4] 国家中医药管理局医政司. 24个专业92个病种中医诊疗方案［M］. 合订本. 北京：中国中医药出版社，2017：1－6.